CHRISTIAN LÜRING

Künstliche Hüftgelenke

Wege aus dem Schmerz

CHRISTIAN LÜRING

Künstliche Hüftgelenke

Wege aus dem Schmerz

Ein Ratgeber für Patienten

unter Mitarbeit von KARIN KÜHLWETTER

MIT 34 ÜBERWIEGEND FARBIGEN ABBILDUNGEN
IN 72 EINZELDARSTELLUNGEN

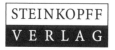

STEINKOPFF
VERLAG

Priv.-Doz. Dr. med. CHRISTIAN LÜRING
Orthopädische Klinik Universität Regensburg
im Asklepios Klinikum Bad Abbach
Kaiser-Karl-V.-Allee 3
93077 Regensburg

KARIN KÜHLWETTER M. A.
Im Schecken 15
64342 Seeheim

ISBN 978-3-7985-1891-9 Springer-Verlag Berlin Heidelberg New York

Bibliografische Information der Deutschen Nationalbibliothek
Die Deutsche Nationalbibliothek verzeichnet diese Publikation in der
Deutschen Nationalbibliografie; detaillierte bibliografische Daten
sind im Internet über http://dnb.d-nb.de abrufbar.

Springer Medizin
Springer-Verlag GmbH, ein Unternehmen von Springer Science+Business Media

springer.de

© Springer-Verlag Berlin Heidelberg 2010
Printed in Germany

Redaktion: Petra Elster
Herstellung: Klemens Schwind
Umschlaggestaltung: Erich Kirchner, Heidelberg
Satz: K + V Fotosatz GmbH, Beerfelden
Druck und Bindung: Stürtz GmbH, Würzburg

SPIN 12679904   105/7231 – 5 4 3 2 1 0 – Gedruckt auf säurefreiem Papier

Sehr geehrte Patientin,
sehr geehrter Patient,

wenn Sie diese Zeilen lesen, sind Ihnen vermutlich stetig zunehmende Schmerzen und Bewegungseinschränkungen des Hüftgelenks sehr vertraut, denn Sie leiden an den Folgen einer ausgeprägten Arthrose. Sie wachen nachts davon auf oder Sie schlafen wegen der Schmerzen gar nicht erst ein. Das Aufstehen aus einem Sessel fällt Ihnen schwer und auch das Laufen kurzer, alltäglicher Gehstrecken – z. B. zum Supermarkt um die Ecke – ist mit erheblichen Schmerzen in der Hüfte verbunden. Obwohl Sie vermutlich regelmäßig Schmerzmittel einnehmen und wohl auch schon Erfahrungen mit verschiedenen sonstigen Behandlungsmethoden gemacht haben, kehren die Schmerzen in Ihrem Hüftgelenk immer wieder zurück und werden sogar schlimmer. Ihr Aktionsradius hat sich verkleinert und Ihre Lebensqualität nimmt immer mehr ab, denn inzwischen bleiben Sie lieber zu Hause sitzen, anstatt mit zusammen gebissenen Zähnen unterwegs zu sein. Man hat Ihnen nun dazu geraten, sich ein künstliches Hüftgelenk einsetzen zu lassen. Ihr Arzt/ Ihre Ärztin hat Ihnen versichert, dies sei die richtige Behandlungsmethode für Sie, weil Ihre Arthrose so weit fortgeschritten ist, dass man Ihnen mit anderen Behandlungsmethoden – auch mit einer arthroskopischen Operation – nicht mehr helfen kann. Sie selbst aber zweifeln noch. Sind unsicher, oder ängstlich, oder fühlen sich noch nicht ausreichend informiert.

… und jetzt ein künstliches Hüftgelenk?

In meine Sprechstunde kommen viele Patienten, die sich ebenfalls diese Frage stellen und eine ähnliche Leidensgeschichte hinter sich haben wie Sie. Ich weiß daher viel über die Ängste und Unsicherheiten, mit denen Sie jetzt vielleicht zu kämpfen haben. Für Sie als Betroffene ist eine solche Operation ein im wahrsten Sinne des Wortes einschneidendes und Ihr Leben veränderndes Erlebnis, verknüpft mit vielen „Unbekannten". Für uns hingegen, die chirurgisch tätigen Orthopäden, die auf Operationen dieser Art spezialisiert sind, ist dies hundertfach ausgeführte alltägliche Routine. Eine begründete Empfehlung für eine solche Operation fällt uns daher aufgrund unserer Erfahrung nicht schwer. Die Entscheidung, für eine solche Operation ist für Sie als Betroffene jedoch nicht leicht zu fällen. Einfacher wird es dann, wenn Sie möglichst viel darüber wissen, warum Ihnen eine solche Operation helfen kann und was dabei und danach mit Ihnen passieren wird. Sie können besser mit Ihrer Erkrankung und den notwendigen Therapieformen umgehen und Sie selbst und auch Ihr Arzt werden davon profitieren, wenn Sie sich als aufgeklärter und aktiver Patient auf die Operation einlassen und in vertrauensvoller Partnerschaft zu Ihren Ärzten und Therapeuten an Ihrer Genesung mitwirken. Nur dann ist nämlich auch ein langfristiger Therapieerfolg möglich. Ich möchte dazu mit diesem Buch beitragen und hoffe sehr, dass es möglichst viele Ihrer Fragen beantwortet, die Ihnen eine Entscheidung für oder gegen ein *neues*, ein künstliches Hüftgelenk derzeit noch schwer machen.

Selbstverständlich ist das persönliche Gespräch mit Ihrem behandelnden Arzt sehr wichtig, aber leider haben Ärztinnen und Ärzte oft zu wenig Zeit, um auf die Fragen, Ängste und Sorgen ihrer Patienten immer angemessen reagieren zu können. Manche tun sich auch schwer damit, die medizinischen Zusammenhänge so zu erklären, dass sie auch ein Laie verstehen kann. Außerdem sind die Betroffenen oft aufgeregt wegen der neuen Therapieempfehlung. So ergeben sich Fragen der Patienten häufig auch erst viel später, nach einer Weile des Nachdenkens daheim. All dies wurde bei der Konzeption dieses Ratgebers berücksichtigt, der Ihnen hoffentlich dabei helfen kann, viele Ihrer möglichen Fragen zu klären.

Sie erhalten differenzierte Informationen

- ► zur Anatomie des Hüftgelenks
- ► zur Entstehung, Ausprägung und Behandlung von Arthrose
- ► zu Krankheitsbildern, bei denen ein künstliches Hüftgelenk hilft
- ► zu den verschiedenen Prothesen-Typen und ihrer Funktionsweise
- ► zu Untersuchungsmethoden und Operationsverfahren
- ► zur Anschlussheilbehandlung und physiotherapeutischen Methoden
- ► für das tägliche Training Ihrer hüftumgreifenden Muskulatur
- ► zu dem, was sich hinter medizinischen Fachbegriffen verbirgt

Ergänzend zu meinen Erklärungen aus fachärztlicher Sicht finden Sie viele Krankengeschichten, geschildert in der Sprache und aus der subjektiven Perspektive betroffener Patienten, die über ihre Krankheitsverläufe berichten (zur deutlichen Unterscheidung vom übrigen Text farbig unterlegt). Auf diese Weise haben Sie die Möglichkeit, zusätzlich zu den ärztlichen Informationen auch von den Erfahrungen anderer Patienten zu profitieren.

Nutzen Sie Ihre Chance, in Zukunft wieder viel beweglicher zu sein und ohne Schmerzen im Hüftgelenk leben zu können! Es gibt eine Vielzahl von Möglichkeiten, auch Ihnen mit einem künstlichen Hüftgelenk zu helfen, exakt abgestimmt auf Ihr Problem.

Gute Besserung und eine erfolgreiche Therapie wünscht Ihnen

C. Lüring

Priv.-Doz. Dr. med. CHRISTIAN LÜRING

Regensburg, im November 2009

Für Johan David

Inhaltsverzeichnis

3
Wege aus dem Schmerz: Künstliche Hüftgelenke

4
Die Operation:
Entscheidungen, Vorbereitungen, Abläufe

5
Anschlussheilbehandlung

6
Die nächsten Wochen

7
Die nächsten Monate und Jahre

8
In Bewegung bleiben

9
Das künstliche Hüftgelenk: Kurz und knapp

10
Anhang

1 ... und jetzt ein künstliches Hüftgelenk?

Schmerzen ▶ Wenn gar nichts mehr hilft

_____ Ein 67-jähriger Patient berichtet... _____

Eigentlich habe ich mich immer gern an der frischen Luft bewegt, bin viel spazieren gegangen und war mit dem Fahrrad unterwegs. Kurz nach meinem 50. Geburtstag habe ich dann immer mal wieder leichte Schmerzen in der Leiste verspürt. Erst habe ich mir gar nichts dabei gedacht und die Schmerzen auf eine Überlastung geschoben, und in den warmen Sommermonaten waren sie dann auch wieder weg. Nur beim Schwimmen habe ich gemerkt, dass ich die Beine nicht mehr so weit abspreizen konnte. Ich habe dann ab und zu ein wenig Gymnastik gemacht und mir immer noch nichts weiter gedacht. Einige Jahre ging das so weiter. Ich hatte immer wieder Schmerzen, vor allem in der Leistengegend und auch teilweise im Kniegelenk. Da ich aber beruflich stark eingespannt war, habe ich es irgendwie nie geschafft, zum Arzt zu gehen. Vor ungefähr fünf Jahren – ich war also mittlerweile Anfang 60 – reagierte mein linkes Hüftgelenk nach den Strapazen des Tages immer öfter mit Schmerzen, die teilweise auch bis ins Kniegelenk ausstrahlten. Dann bin ich doch einmal zu meinem Hausarzt gegangen, der ein Röntgenbild machen ließ und mir dann lapidar mitteilte, dass da zwar Verschleißerscheinungen zu sehen seien, „man da aber nichts machen könne". Er gab mir keinerlei Verhaltensregeln, meinte aber, dass ich wiederkommen solle, wenn der Schmerz stärker würde. Da ich in der Folgezeit beruflich weiterhin sehr stark eingespannt war, vergaß ich diesen Hinweis auf zukünftig wohl zunehmende Schmerzen. Ich machte alles weiter wie bisher und nahm nur ab und zu eine Schmerztablette ein, die mein Hausarzt mir gegen die Schmerzen verschrieben hatte. Dies ging noch eine ganze Weile so weiter, bis meine Beweglichkeit immer schlechter wurde. Immer öfter hatte ich morgens Schwierigkeiten, meine Socken anzuziehen, weil ich mit meinem Fuß kaum noch in die Nähe meiner Hand kam und auch die Schuhe konnte ich mir nicht mehr so wie gewohnt zubinden. Schwierigkeiten bekam ich auch beim Aufstehen aus dem Sessel, da musste ich immer erst einmal Schwung holen, um raus zu kommen und manchmal fehlte mir einfach die Kraft. Im Verlauf des Tages wurde es zwar meist wieder besser, aber insgesamt bemerkte ich doch eine Verschlechterung. Es kam dann eine Phase, in der ich fast jeden Tag eine Schmerztablette einnehmen musste, um irgendwie in Bewegung bleiben zu können. Also ging ich wieder zu meinem Hausarzt, der wieder ein Röntgenbild anfertigte und nun meinte, dass meine Arthrose zugenommen hätte. Er spritzte mir ein Medikament ins Gelenk und versprach, dass mir das eine Weile helfen würde. Er hatte recht! Drei Monate lang war ich fast schmerzfrei, doch leider kehrten dann all meine Schmerzen und Beschwerden wieder zurück, und auch das Schmerzmittel wirkte nicht mehr so recht. Auch nachts hatte ich nun oft Schmerzen und wachte davon auf, einfach so, ohne dass ich mich bewegt hatte, oder aber wenn ich mich nur kurz umdrehen wollte. Tagsüber machte mir das Laufen immer mehr zu schaffen und meine Frau machte mich immer öfter darauf aufmerksam, dass ich anfing zu hinken. Ich selbst machte das irgendwie automatisch, und konnte das gar nicht richtig steuern. Nun beschloss ich endlich, mich zu einem Facharzt überweisen zu lassen.

Der Orthopäde befragte mich zunächst zu meinen Beschwerden, untersuchte dann beide Hüftgelenke und betrachtete die von mir mitgebrachten Röntgenaufnahmen. Ich hätte eine „fortgeschrittene Arthrose am linken Hüftgelenk", so seine Diagnose, und aus seiner Sicht sei es an der Zeit, ein künstliches Hüftgelenk zu implantieren. Schließlich hätte ich regelmäßig Schmerzen, Schmerzmittel würden mir nicht mehr helfen, mein Hüftgelenk würde immer mehr einsteifen und außerdem würde das Röntgenbild „eine klare Sprache sprechen", die Arthrose sei sehr deutlich zu erkennen. Er überwies mich an eine Klinik, in der pro Jahr mehr als 500 Hüftprothesen implantiert werden. Dort wurde ich erneut untersucht, es wurden weitere Röntgenaufnahmen angefertigt und die Diagnose des Orthopäden bestätigte sich. Man riet mir also auch dort zur Operation und ich hatte sogar die Gelegenheit, mit einem (sehr zufriedenen) Patienten zu sprechen, der bereits ein künstliches Hüftgelenk erhalten hatte. Ich entschied mich also für die Operation und habe es keine Minute bereut.

Sicher war mir kurz vorher ein wenig mulmig zumute, aber alles verlief ohne Probleme und bereits am ersten Tag nach der Operation durfte ich (mit Hilfe) aufstehen! Die Schmerzen, die man nach einer Operation eben hat, ließen sich gut mit Medikamenten behandeln und die Physiotherapie – die schon in der Klinik begann – und der Aufenthalt in der Rehaklinik sorgten dafür, dass ich mich schon bald wieder ohne Schmerzen bewegen konnte. Inzwischen kann ich schon wieder lange Spaziergänge mit meiner Frau unternehmen, und auch das Radfahren macht mir wieder Freude.

Das Hüftgelenk ist ein sehr belastetes Gelenk des menschlichen Körpers und so treten dort auch häufig krankhafte Veränderungen und schmerzhafte Bewegungseinschränkungen auf. Viele „Hüft-Krankengeschichten", die mit dem Einsetzen eines künstlichen Hüftgelenks eine positive Wendung nehmen, verlaufen daher ähnlich wie jene, die der Patient hier geschildert hat. Zunächst Schmerzen bei Belastung, dann danach, dann auch ohne Belastung und in der Nacht, außerdem Einsteifungen. Behandlungsversuche mit Tabletten, Spritzen, Physiotherapie. Langfristig hilft dann schließlich nichts mehr. Die Schmerzen kehren immer wieder zurück und nehmen sogar noch zu. An diesem Punkt angekommen sind dann für viele Betroffene nicht nur die Schmerzen belastend, sondern auch die daraus eventuell resultierende Arbeitsunfähigkeit und der erzwungene Verzicht auf Freizeitaktivitäten. Die Lebensqualität nimmt rapide ab, weil – im wahrsten Sinne des Wortes – nichts mehr geht.

In dieser Situation stellt sich für viele derart betroffene Patienten dann die Frage: Ist nun der „richtige" Zeitpunkt für ein künstliches Hüftgelenk gekommen? Eine allgemein verbindliche Antwort auf diese Frage gibt es nicht. Das Für und Wider muss – bezogen auf jeden Einzelfall – stets neu überdacht werden, denn es gibt kein Patentrezept, aufgrund dessen eine Entscheidung getroffen werden könnte. Ich rate meinen Patienten in der Regel erst dann zu einer solchen Operation, wenn *alle* sonst möglichen Behandlungsmethoden bereits vorab durchgeführt wurden, die Beschwerden aber trotzdem bleiben oder nach kurzer Zeit erneut auftreten und sich verstärken.

Selbstverständlich sind differenzierte Untersuchungen (auch bildgebende Methoden wie Röntgen, Ultraschall, MRT) unabdingbare Voraussetzung für die ärztliche Empfehlung, auch wenn objektiv feststellbare Fakten und subjektiv erlebte Symptome nicht zwingend in die gleiche Richtung weisen müssen. Differenzierte (auch an unserer Klinik durchgeführte) Studien haben gezeigt, dass die objektiv feststellbaren, durch Arthrose verursachten Veränderungen am Knorpel und am Knochen sehr unterschiedliche Schmerzzustände herbeiführen können. So kommt es einerseits vor, dass Patienten, deren Röntgenbilder ausgeprägte arthrotische Veränderungen zeigen, nur wenige Symptome beklagen während andererseits Patienten mit vergleichsweise „harmlosen" Röntgenbefunden über erhebliche Beschwerden berichten. Ein allgemeingültiger Ursache-Wirkungs-Zusammenhang lässt sich also ebenso wenig festschreiben wie grundsätzliche Empfehlungen für oder gegen das künstliche Hüftgelenk. Dies auch deshalb, weil das Schmerzempfinden und der durch die Beschwerden verursachte Leidensdruck sich von Patient zu Patient sehr stark unterscheiden und auch der Verlust von Mobilität und Unabhängigkeit durch die schmerzbedingten Bewegungseinschränkungen sehr unterschiedlich empfunden wird. Gleichwohl gibt es einige Kriterien, die sowohl den Patienten als auch den behandelnden und beratenden Ärztinnen und Ärzten dabei helfen können, den „richtigen" Zeitpunkt für das Einsetzen eines künstlichen Hüftgelenks zu erkennen:

Checkliste ►► Wann ein künstliches Hüftgelenk helfen kann

► Schmerzen in der Leiste beim Laufen, bei fast jedem Schritt

► Mögliche Gehstrecken reduziert auf wenige hundert Meter

► Schmerzen beim Aufstehen aus dem Sitzen

► Schmerzen in der Leiste in Ruhephasen, überwiegend abends

► Schmerzen ausstrahlend in das Kniegelenk

► Nächtliches Aufwachen wegen der schmerzenden Hüfte

► Zunehmende Bewegungseinschränkung des Hüftgelenks

► Schmerzmitteleinnahme regelmäßig, in immer höherer Dosis

► Physiotherapie hilft nicht mehr

► Spritzen ins Hüftgelenk helfen nicht mehr oder nur kurzzeitig

► Arthroskopische Operation nicht mehr Erfolg versprechend

Wenn die meisten der in der Liste aufgeführten Kriterien auch für Sie zutreffen ist davon auszugehen, dass sich Ihre derzeitige Lebensqualität durch ein künstliches Hüftgelenk erheblich verbessern ließe. Sprechen Sie mit Ihrem Arzt, suchen Sie einen Spezialisten auf und holen Sie eventuell auch eine zweite Meinung ein. Entscheiden Sie in Ruhe und auf der Basis von Informationen. Je besser Sie darüber informiert sind, was sich in Ihrem Hüftgelenk verändert hat und was bei der geplanten Operation geschehen wird, um so mehr können Sie selbst durch Ihr Verhalten zu Ihrer Genesung beitragen. Dieses Buch kann dabei hilfreich sein, denn …

Sie erfahren in den nächsten Kapiteln

► wie es in einem gesunden Hüftgelenk aussieht

► wie ein gesundes Hüftgelenk funktioniert

► welche Schäden dort wo und warum entstehen können

► welche Hüftendoprothesen wie eingesetzt werden

► was es vor und nach der Operation zu beachten gilt

2 Warum ein künstliches Hüftgelenk nötig wird

Anatomie ▶ Wie ein gesundes Hüftgelenk funktioniert

Gehen, hüpfen und springen, rennen und Treppen steigen, bergauf und bergab laufen, in die Hocke gehen und hinknien – all dies ist nur möglich durch die Beweglichkeit und Beugefähigkeit des Hüftgelenks. Die Belastungsfähigkeit gesunder Hüftgelenke sorgt dafür, dass selbst das drei- bis vierfache unseres Körpergewichtes von ihnen getragen werden kann. Bereits wenn wir stehen, lastet der überwiegende Teil unseres Körpergewichts auf den Hüftgelenken, beim Gehen auf ebenen Wegen müssen sie bereits das Dreifache des Körpergewichtes tragen und wenn wir die Treppe hinauf oder hinab gehen, steigt die Belastung noch weiter an. Bei Sportarten, die mit Sprüngen und Stauchungen der Gelenke einhergehen (z.B. Basketball, Volleyball, alpines Skifahren) kann diese ohnehin schon große Belastung kurzzeitig noch weiter ansteigen. Gesunde Hüftgelenke halten diese Belastungen ohne Probleme aus, denn das Zusammenspiel von Knochen, Muskeln und Bändern und die Gleitfähigkeit der Knorpelflächen sorgen für reibungslose Beweglichkeit und hohe Stabilität. Beides bleibt besonders dann lange erhalten, wenn die Hüftgelenke nicht durch hohes Übergewicht belastet werden und von einem stabilen Muskelkorsett umgeben sind. Je besser die Muskulatur um die Hüftgelenke trainiert ist und je weniger Gewicht auf ihnen lastet, um so geringer ist die mechanische Belastung für die Gelenke.

Das Hüftgelenk ist die bewegliche Verbindung zwischen dem großen Beckenknochen und dem Oberschenkelknochen. Es ermöglicht eine Beugung (Abwinkeln) des Hüftgelenks bis zu einem Winkel von etwa 140 Grad. Zusätzlich erlaubt das Hüftgelenk Drehbewegungen (Innenrotation/Außenrotation) von etwa 30–40 Grad sowohl nach innen wie nach außen, sowie ein Ab- und Anspreizen (Abduktion/Adduktion) des Beines von jeweils 20–30 Grad. Das von Beckenknochen und Oberschenkelknochen (Femur) gebildete Gelenk ist durch die Hüftgelenkkapsel verbunden, die zusammengesetzt ist aus verschiedenen ringförmigen Bandstrukturen. Der Teil des Beckenknochens, in den der Hüftkopf eingebettet ist, wird Gelenkpfanne genannt. Diese überdacht den Hüftkopf nur zu 70–80% und wird am Rand ergänzt durch das Labrum glenoidale, einer faserknorpeligen Struktur, die – wie ein Spoiler – die Gelenkpfanne vergrößert. Da sie starken Belastungen ausgesetzt ist, ist sie auch sehr verletzungsanfällig.

Das Gelenk wird von der Hüftgelenkkapsel umfasst, die auf der dem Gelenk zugewandten Seite von Gelenkschleimhaut ausgekleidet ist, die die Gelenkflüssigkeit (Gelenkschmiere) produziert. Diese unterstützt die optimale und schmerzfreie Beweglichkeit des Gelenkes, die nur möglich ist, weil die Kontaktflächen der Knochen von Gelenkknorpel überzogen sind. Dessen absolut glatte Oberfläche sorgt in Verbindung mit der Gelenkschmiere für ideale Gleiteigenschaften. Darüber hinaus gibt es eine Reihe von Muskeln, die aufgrund ihrer verschiedenen wichtigen Funktionen dazu beitragen, dass die Hüfte ohne Schmerzen frei bewegt werden kann.

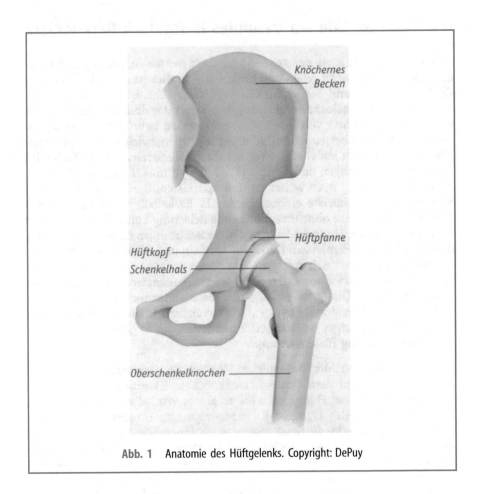

Abb. 1 Anatomie des Hüftgelenks. Copyright: DePuy

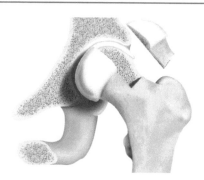

Abb. 2   Querschnitt durch das Hüftgelenk. Copyright: DePuy

Entscheidend für die Langlebigkeit und weitgehend schmerzfreie Funktion des Hüftgelenks sind Art und Umfang der Überdachung des Hüftkopfes durch die Gelenkpfanne sowie die Stellung des Hüftkopfes im Verhältnis zum Oberschenkelknochen. Im Normalfall wird der Hüftkopf von der Gelenkpfanne zu 70–80 % überdeckt, hat einen Pfannendachwinkel, der kleiner ist als 20–25° und einen Zentrums-Eckwinkel größer als 15° (siehe hierzu auch Seite 64).

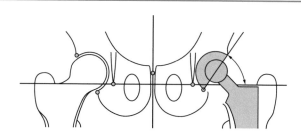

Abb. 3   Hilfslinien und Winkel zur Beurteilung der Überdachung des Hüftkopfes

Varianten hinsichtlich der Stellung des Hüftkopfes im Verhältnis zum Oberschenkelknochen entstehen dadurch, dass der Schenkelhals unterschiedlich geformt ist. Dieser kann – im Vergleich zur Normalform – entweder steil aufgerichtet sein (valgischer Schenkelhals) oder stark gebogen (= varischer Schenkelhals).

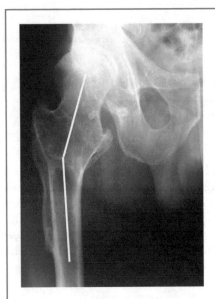 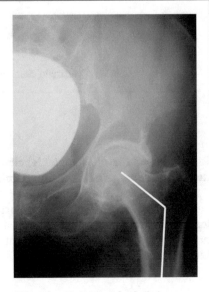

Abb. 4 a Valgischer Schenkelhals   **Abb. 4 b** Varischer Schenkelhals

Arthrose ▶ **Was die Schmerzen im Gelenk verursacht**

_____ Eine 62-jährige Patientin berichtet… _____

Ich gehöre nicht zu den Menschen, die bei jedem kleinen Piekser über Schmerzen klagen. Wenn man wie ich drei Kinder großgezogen und dem Ehemann für seine Karriere den Rücken frei gehalten hat, ist man an viel Arbeit gewöhnt. Abends fix und fertig zu sein und überall Schmerzen zu haben, ohne zu wissen woher sie kommen und ohne sie weiter zu beachten– das war für mich Normalität. Erst als ich deutlich weniger zu tun hatte, weil die Kinder aus dem Haus waren und auch mein Mann beruflich kürzer trat, ist mir aufgefallen, dass ich immer öfter Schmerzen in der Gegend beider Leisten hatte und mich auch nicht mehr so bewegen konnte wie früher. Besonders im Spätsommer und frühen Herbst merkte ich meine Unbeweglichkeit, denn dann sind in unserem Garten die Äpfel reif. Das Problem war nun, dass ich kaum noch zu den Äpfeln gelangen konnte, weil ich die Leiter nicht mehr richtig rauf und runter kam. Auf einem Spaziergang hat mein Mann dann auch noch bemerkt, dass ich irgendwie schief ging. Ich bin dann gleich am nächsten Tag zu unserem Hausarzt gefahren und habe ihm von meinen Problemen berichtet. Dabei ist mir auch aufgefallen, dass das Anziehen der Strümpfe und Schuhe immer schwieriger wurde. Mein Hausarzt verschrieb mir Schmerzmittel und gab mir auch ein Rezept für Krankengymnastik. Beides half auch ganz gut, allerdings hatte er mir nur 6 Einheiten KG verordnet, so dass ich diese Besserung nur kurz genießen konnte. Dass ich einige der Übungen auch gut zu Hause hätte weiter machen können, hat mir leider niemand gesagt und ich bin dummerweise auch nicht von selbst drauf gekommen. Meine Schmerzen und ein starkes Druckgefühl in der Leiste traten nun immer häufiger und auch schon am Morgen auf. Nach dem Aufstehen war mein Hüftgelenk außerdem richtig steif und ich brauchte einige mühsame Schritte, bis es wieder halbwegs „rund lief". Danach waren die Anlaufschmerzen meist weg, so dass ich vormittags ganz gut Laufen konnte. Die Schmerzen wurden jedoch immer heftiger und häufiger, sowohl in der Leiste, aber manchmal auch im Kniegelenk. Oft konnte ich wegen der Schmerzen nachts nicht mehr schlafen oder wachte beim Versuch, mich zu drehen, davon auf. Alltägliche Wegstrecken zum Einkauf oder Spaziergänge – die Hüfte tat weh! So machte mir mein Leben immer weniger Freude. Ich suchte schließlich Hilfe bei einem Facharzt für Orthopädie. Er untersuchte beide Hüftgelenke und auch die Kniegelenke sehr genau, ließ Röntgenbilder machen, führte eine Ultraschalluntersuchung durch und erklärte mir dann, dass ich eine fortgeschrittene Arthrose am Hüftgelenk hätte und akut auch einen Gelenkerguss. Man könne die Hüfte zwar punktieren, aber wirklich helfen könne mir nur noch ein künstliches Hüftgelenk. Er hat mich nun an eine Klinik überwiesen, in der man umfangreiche Erfahrungen mit solchen Operationen hat.

Die von der 62jährigen Patientin beschriebenen Schmerzen und Bewegungseinschränkungen sind recht typische Symptome einer Coxarthrose – der Arthrose des Hüftgelenks.

Schmerzen treten anfangs in der Regel konzentriert in der Leiste auf und so kann es vorkommen, dass zunächst einmal an einen Leistenbruch gedacht wird. Recht viele Patienten berichten, dass die Schmerzen in das Kniegelenk ausstrahlen, einige Patienten bemerken Schmerzen auch an der Außenseite des Hüftgelenks. Charakterisiert werden die Schmerzen als stechend, bohrend oder auch dumpf, dies ist jedoch von Patient zu Patient unterschiedlich. Meist können die Patienten in diesem Stadium der Erkrankung alltägliche Verrichtungen noch weitgehend problemlos durchführen, allerdings sind bei größeren Belastungen – wie der hier beschriebenen Apfelernte – bereits deutliche Einschränkungen zu spüren. Bewegungseinschränkungen machen sich in der Regel zunächst durch eine verminderte Dreh- und Beugefähigkeit des Hüftgelenks bemerkbar. Daher fällt es den meisten Patienten zunehmend schwerer, sich die Schuhe oder Strümpfe anzuziehen. Oft können die so Betroffenen noch recht gut spazieren gehen, und die Beweglichkeit wird nach einigen Geh-Minuten sogar besser und wieder schmerzfrei und das Gelenk läuft „runder".

Wie von der Patientin beschrieben, tritt im fortgeschritteneren Stadium die typische morgendliche Steifigkeit auf. Das Gelenk scheint zäh zu sein und mag sich nicht so recht bewegen. Erst nach einigen mühsamen ersten Schritten oder sogar erst nach einigen Minuten des schmerzhaften Laufens und einer gewissen „Warmlaufphase", wird das Hüftgelenk wieder beweglicher. Daher wird dieses Symptom auch Anlaufschmerz genannt. Nun treten beim Stehen oder Gehen aber auch so genannte Belastungsschmerzen auf, die bei kontinuierlich bestehender Belastung auch kontinuierlich zunehmen. Viele Patienten beklagen auch Schmerzen in Ruhephasen und schildern, dass vor allem abends das Gelenk (oder die Leistengegend) „tobt". Um überhaupt noch ihren Alltag bewältigen zu können, müssen die Betroffenen daher immer häufiger zu Schmerztabletten greifen. Schließlich gesellen sich zu den Schmerzen am Tag noch Schmerzen in der Nacht, von denen die Patienten aufwachen und die sie am (wieder) Einschlafen hindern. Wenn Belastungsschmerzen, Ruheschmerzen und Nachtschmerzen gleichermaßen auftreten, hat die Erkrankung ihren Höhepunkt erreicht.

Aufgrund der Verschleißerscheinungen im Gelenk kommt es parallel zu den oben beschriebenen Symptomen zu vermehrter Bildung von Gelenkflüssigkeit. Diese „Gelenkschmiere" wird durch die Gelenkschleimhaut, die das gesamte Gelenk auskleidet, gebildet. Sobald zu viel Gelenkflüssigkeit produziert wird, kommt es zu einem Erguss im Gelenk (Ansammlung von übermäßiger Flüssigkeit), wodurch ein unangenehmes Spannungs- oder

Druckgefühl in der Leiste entsteht, weil das „Zuviel" an Gelenkflüssigkeit nicht abfließen kann, da das von der Gelenkkapsel umgebene Hüftgelenk ein geschlossener Raum ist. Häufig ist die Gelenkschleimhaut zusätzlich auch entzündet und dadurch aufgequollen, wodurch die ohnehin schon entstandene Enge im Gelenk noch verstärkt wird. Da die Gelenkkapsel reich mit Nervenendigungen versorgt ist, reagiert sie auf die Dehnung, die durch das zusätzliche Volumen erzeugt wird, dann mit Schmerzen. Ob die von den Patienten angegebenen Beschwerden auf einen Hüftgelenkerguss zurückzuführen sind, lässt sich am besten mit einer Ultraschalluntersuchung feststellen. Sind die Beschwerden sehr ausgeprägt, kann die Gelenkflüssigkeit durch eine Punktion des Gelenks abgelassen werden, die dann entweder unter Ultraschallkontrolle oder Röntgenkontrolle durchgeführt wird.

Ursachen ▶ Wodurch Arthrose entsteht

▌ Altersbedingte Arthrose

Arthrose ist der degenerative, also altersbedingte Verschleiß des Gelenkknorpels, wodurch das Gelenk seine Gleiteigenschaften verliert. Statt durch eine intakte Knorpelschicht abgepuffert, reibt sich dann Knochen auf Knochen, was die typischen Arthroseschmerzen verursacht und nach und nach auch zu krankhaften Veränderungen am Knochen selbst führt. Die Erkrankung kann im Prinzip an allen Gelenken des Körpers auftreten, kommt jedoch besonders oft am Hüftgelenk vor und zählt zu den häufigsten orthopädischen Krankheitsbildern.

Arthrotische Veränderungen des Gelenkknorpels im Hüftgelenk setzen bereits ab dem 30. Lebensjahr allmählich ein. So haben umfangreiche Untersuchungen gezeigt, dass bereits 60% der 30–35 Jährigen erste Anzeichen für eine Degeneration des Knorpels am Hüftgelenk aufweisen. Dieser Prozess verläuft schleichend und meist ohne irgendwelche Symptome. Die Elastizität, Stabilität und Widerstandsfähigkeit des Knorpels nimmt durch altersbebedingte Degeneration über die Jahrzehnte des Lebens ab, er wird anfälliger für Schäden und die Dicke des Knorpels reduziert sich über die Jahre, vergleichbar dem Profil eines Autoreifens. Dieser „Verschleiß" schreitet mit zunehmendem Alter rasch fort, so dass zwischen dem 60. und 70. Lebensjahr bei nahezu allen Menschen Veränderungen im Sinne einer Arthrose festzustellen sind. Allerdings sind Beginn, Verlauf und Ausprägung der Erkrankung mit zunehmenden Schmerzen und eingeschränkter Beweglichkeit individuell verschieden.

Die Arthrose des Hüftgelenks – in der Fachsprache Coxarthrose genannt – ist eine chronisch fortschreitende Erkrankung, die in Schüben verläuft. Es gibt aktive Phasen mit deutlich verstärktem Schmerzgeschehen und inaktive Phasen, in denen das Gelenk zwar weniger belastbar aber nicht geschwollen und wenig schmerzhaft ist. Eine Heilung im Sinne einer vollständigen Wiederherstellung ist leider nicht zu erreichen, weil der Gelenkknorpel die Fähigkeit zur Regeneration verloren hat. Es ist jedoch möglich, die fortschreitende Degeneration abzubremsen und eine deutliche Verbesserung der häufig stark eingeschränkten Lebensqualität der betroffenen Patienten herbeizuführen.

Die Krankheit entsteht durch ein Missverhältnis zwischen der Belastungs- und Erholungsfähigkeit des Gelenkknorpels und seiner tatsächlichen Belastung. Eine andauernde oder stetig zunehmende Überlastung durch Übergewicht kann bei der Schädigung des Knorpels eine ebenso entscheidende Rolle spielen wie besondere Beanspruchungen bei hüftbelastenden Sportarten mit hohem Verletzungsrisiko (z. B. Fußball, Skifahren).

Aus der anatomischen Situation des Hüftgelenks ergibt sich, dass die Arthrose in der Regel zunächst in dem Bereich auftritt, in dem die hauptsächliche Belastung übertragen wird und dann von dort auf das restliche Gelenk übergreift. Abhängig davon, wie weit fortgeschritten die Arthrose ist oder durch welche Ausgangssituation sie entsteht, ändert sich die Bezeichnung der Erkrankung:

Arthrose des Hüftgelenks – Begriffe und Unterschiede

Initiale Coxarthrose	beginnende Arthrose des Hüftgelenks
Dysplasiecoxarthrose	mangelnde Überdachung des Hüftkopfes
Protrusionscoxarthrose	Hüftkopf gräbt sich in die Gelenkpfanne
Posttraumatische Arthrose	Folge von Knochenbruch/Verletzung

Abhängig davon, ob sich die Ursachen für die Gelenkerkrankung nachweisen lassen oder nicht, wird sie als primäre oder sekundäre Gonarthrose bezeichnet. Der weit überwiegende Anteil der Patienten, die an einer Arthrose des Hüftgelenks leiden, hat eine primäre Coxarthrose, denn es lassen sich keine eindeutigen Ursachen für ihr Entstehen nachweisen. Eine deutlich kleinere Gruppe der Betroffenen hat eine sekundäre Coxarthrose, mit erkennbaren Ursachen für die Erkrankung.

Es wird vermutet, dass es für eine primäre Coxarthrose eine genetische Disposition gibt und eine gewisse Minderwertigkeit des Knorpels angeboren ist. Die schlechtere Qualität des Knorpels geht mit seiner verminderten Belastbarkeit einher und bewirkt dadurch, dass der Gelenkverschleiß bei diesen Patienten bereits in jüngeren Jahren einsetzt und meist auch rascher fortschreitet. Für diese Theorie spricht, dass häufig auch direkte Verwandte wie Eltern oder Geschwister der so Betroffenen Gelenkprobleme haben oder hatten. Deutlich klarer lassen sich die Ursachen bei der seltener auftretenden sekundären Coxarthrose beschreiben.

Eine sekundäre Coxarthrose kann entstehen als

► Folge mangelnder Überdachung des Hüftkopfes durch die Pfanne

► Folge einer Erkrankung im Kindesalter oder als junger Erwachsener

► Folge von Rheuma

► Folge von Verletzungen und Unfällen (Trauma)

► Folge einer Durchblutungsstörung des Hüftkopfes

Die Diagnose einer Arthrose kann in der Regel durch Röntgen getroffen werden, obgleich der Knorpel selbst im Röntgenbild nicht erkennbar ist. Sichtbar sind jedoch die Konturen des Knochens sowie der Gelenkspalt (also der Zwischenraum zwischen dem Hüftkopf und der Gelenkpfanne) und daher gilt dieser als indirektes Maß dafür, ob der Knorpel noch ausreichend dick ist. Wie deutlich die Unterschiede zwischen einem gesunden Hüftgelenk mit weitem Gelenkspalt und einem von Arthrose betroffenen mit engem bzw. fehlendem Gelenkspalt sind, zeigen die folgenden Abbildungen.

Ein gesundes Hüftgelenk, das im Röntgenbild glatte Konturen des Knochens und einen weiten Gelenkspalt zeigt, ist auf der Abb. 5a zu sehen.

Ein durch Arthrose deformiertes Gelenk zeigt sich im Röntgenbild entsprechend verändert. Abb. 5b zeigt einen stark verschmälerten, zum Teil fast nicht mehr vorhandenen Gelenkspalt. Außerdem ist eine unregelmäßige Kontur des Knochens erkennbar und es finden sich viele krankhafte Knochenanbauten (Osteophyten).

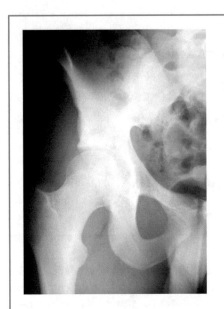 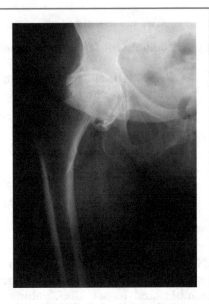

Abb. 5a   Gesundes Hüftgelenk   **Abb. 5b**   Hüftgelenk mit Coxarthrose

█ Arthrose durch mangelnde Überdachung des Hüftkopfes

Das individuell unterschiedliche Maß der Überdachung des Hüftkopfes hat wesentlichen Einfluss auf die Funktion des Hüftgelenks. Ist die Überdachung nicht groß genug, weil die Gelenkpfanne nicht optimal ausgebildet ist, spricht man von einer Hüftdysplasie. Warum es zu einer solchen angeborenen Fehlbildung kommt, ist bislang nicht bekannt. Allerdings weiß man, mit welchen Gegenmaßnahmen eine Verbesserung der Dysplasie erreicht werden kann. So wird seit über 30 Jahren jeder Säugling in den ersten Lebenswochen hinsichtlich dieses Fehlwachstums mit Ultraschall untersucht. Wird eine Fehlbildung festgestellt, werden spezielle Maßnahmen zur Verbesserung des Wachstums eingesetzt, wodurch viele Probleme im weiteren Verlauf des Lebens vermieden werden können. Leider wird das Problem aber nicht immer erkannt und bei Menschen, die heute älter sind als etwa 35 Jahre, konnten Ultraschalluntersuchung noch nicht flächendeckend durchgeführt werden.

Eine mangelnde Überdachung des Hüftkopfes besteht dann, wenn weniger als 70% des Hüftkopfes von der Gelenkpfanne überdacht sind. Weitere Maße für die Qualität der Überdachung sind der Zentrums-Eckwinkel und der Pfannendachwinkel, die berechnet werden können auf der Basis von Hilfslinien.

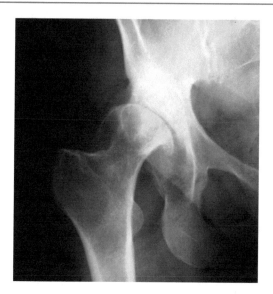

Abb. 6   Hüftdysplasie mit mangelnder Überdachung des Hüftkopfes

Eine schlechte Überdachung des Hüftkopfes besteht dann, wenn der Pfannendachwinkel größer ist als 20–25° und der Zentrums-Eckwinkel kleiner als 15°. Alle Maße werden auf einem Röntgenbild ermittelt (siehe auch Seite 7 und Seite 64). Eine mangelnde Überdachung bewirkt, dass der Knorpel in der Hauptbelastungszone am Kopf und an der Pfanne überlastet wird, weil die Gesamtfläche, auf die die Kräfte einwirken können, gegenüber der Normalsituation deutlich reduziert ist. Diese Überlastung des Knorpels führt nun zu Verschleißerscheinungen, die in der Folge eine noch intensivere Überlastung der Knorpelschicht bewirken. Meist bedeutet dies auch für den knöchernen Gelenkanteil eine sukzessive Überlastung mit fortschreitender Degeneration. Bei derart betroffenen Patienten werden die Beschwerden dann so schmerzhaft, dass Ihnen nur noch mit einem künstlichen Hüftgelenk geholfen werden kann.

▮ Arthrose durch Rheuma

Mein Mann und ich hatten uns einen Traum erfüllt: Beide erst Anfang 30 und wir hatten unser eigenes Blumengeschäft! Es lief sehr gut, wir hatten genug Kunden, zwar viel Arbeit, aber das Leben hat richtig Spaß gemacht. Das änderte sich abrupt, nachdem ich eines Morgens mit so starken Schmerzen in den Schultern und in den Händen aufwachte, dass ich unmöglich arbeiten konnte. Allein der Gedanke daran war schon schrecklich, mit den schmerzenden und auch geschwollenen Fingern einen Blumenstrauß binden oder die Kübel heben zu müssen. Ich bin sofort zu meinem Hausarzt gefahren und bekam dort eine Spritze gegen die Schmerzen, die auch recht schnell geholfen hat. Es zeigte sich aber, dass diese Methode nur kurzfristig half, denn ich bekam immer wieder und immer häufiger recht heftige Schmerzen an den Finger- und Handgelenken, die kaum zu beeinflussen waren. Oft schmerzten auch die Hüft- und Kniegelenk, auch die Füße und manchmal tat einfach mein ganzer Körper weh. Ich konnte keinerlei Muster erkennen, warum, was und wann weh tat. Mein Hausarzt veranlasste dann eine Blutuntersuchung, und es stellte sich heraus, dass ein Rheumafaktor positiv war. Ich hatte also Rheuma Ich verstand zunächst nicht ganz, was das bedeutete, nahm aber das Medikament ein, das mein Hausarzt mir verschrieb. Durch dieses Cortisonpräparat besserten sich auch die Schmerzen und die Schwellungen der Gelenke. Über die „Rheumaliga" beschaffte ich mir umfangreiches Informationsmaterial und fand dadurch auch heraus, dass das Cortisonpräparat, das ich schluckte, doch recht hoch dosiert war. Ich habe dann deswegen – und auch um über Alternativen zu reden – bei meinem Hausarzt noch mal nachgefragt und dabei gemerkt, dass Rheuma nicht gerade sein Spezialgebiet war, denn einige neue Medikamente, über die ich auch im Internet Informationen gefunden hatte, kannte er gar nicht.

Ich wollte nun den Rat eines Spezialisten und suchte einen Facharzt für Rheumatologie auf. Er untersuchte mich von Kopf bis Fuß, ließ weitere Blutuntersuchungen machen und führte mehrere Ultraschalluntersuchungen meiner Gelenke durch. Als er schließlich die Befunde mit mir besprach und mir meine Erkrankung und deren noch zu erwartenden Folgen beschrieb, jagte er mir erstmal einen Schrecken ein. „Kaputte Gelenke" und „viele Operationen, die irgendwann auf Sie zukommen" – so seine Ankündigungen. Gottlob konnte er mir aber auch Hilfe durch Medikamente anbieten, sagte mir aber gleich, dass deren Verträglichkeit von Patient zu Patient höchst unterschiedlich sei und wir gemeinsam herausfinden müssten, welches der vielen möglichen Medikamente für mich optimal sei. Die ersten Medikamente, die wir ausprobierten, verursachten bei mir so starken Schwindel und Übelkeit, dass ich überhaupt nicht arbeiten konnte. Erst als wir auf eine andere Kombination umgestiegen sind, ging es mir viel besser und die Schmerzen in den Gelenken nahmen ab. Einige Jahre ging es dann damit gut, doch leider traten trotz der Medikamente wieder häufiger Schwellungen und Schmerzen der Fingergelenke auf, so dass ich von meinem Rheumatologen auch zu einem Orthopäden geschickt wurde. Dieser riet mir dann dazu, die stark entzündete Schleimhaut der Sehnen durch eine Operation entfernen zu lassen. Ich folgte seinem Rat und ließ die Hände operieren und dies führte auch zu einer deutlichen Besserung. Vor einigen Jahren war dann auch das Hüftgelenk dran. Ich konnte plötzlich keinen Schritt mehr gehen und mein Mann brachte mich sofort zu unserem Orthopäden. Das Röntgenbild zeigte dann, dass das Hüftgelenk komplett zerstört war und ich wunderte mich sehr, dass ich das nicht schon länger bemerkt hatte. Mein Orthopäde versicherte mir jedoch, dass das recht typisch sei. Rheuma zerstöre die Gelenke „schleichend" und obwohl meist mehrere Gelenke gleichzeitig betroffen seien, könnten die Patienten oft nicht jede Veränderung parallel bemerken. Ich entschloss mich also, mir in einer auf Rheuma spezialisierten Klinik ein künstliches Hüftgelenk einsetzen lassen und bin sehr froh, dass ich das gemacht habe! Auch wenn es nach der Operation natürlich noch eine Weile gedauert hat und ich in der anschließenden Reha-Behandlung noch ziemlich intensiv an meinem Hüftgelenk arbeiten musste – es war ein voller Erfolg. Meine Hüfte ist wieder belastbar und schmerzfrei und ich kann auch wieder in unserem Geschäft arbeiten und meinen Mann ein wenig entlasten. Nur die anderen „Rheuma-Baustellen" sind natürlich noch da. Schade, dass man die nicht alle so gut „wegoperieren" kann.

Die Patientin schildert den typischen Verlauf einer Erkrankung an Rheuma, die oftmals zu schweren arthrotischen Veränderungen an den betroffenen Gelenken führt. Rheuma – auch Rheumatismus, Gelenkrheuma oder chronische Polyarthritis genannt – ist eine Erkrankung, die viele Gelenke gleichzeitig oder auch hintereinander angreifen kann und bei der über einen komplizierten Mechanismus im Abwehrsystem des Menschen Prozesse speziell in der Gelenkschleimhaut ablaufen. Oftmals treten erste Beschwerden an den Fingergelenken auf. Dort bilden sich Schwellungen, aufgrund einer Entzündung der Gelenkschleimhaut (Arthritis). Im weiteren Verlauf gesellen sich Rötungen der Haut und Schmerzen dazu. Typisch für diese Erkrankung ist auch der schubweise Verlauf, also der stetige Wechsel von relativ beschwerdefreien Phasen zu solchen mit hoher Schmerzhaftigkeit. Parallel zur Schmerzhaftigkeit der Gelenke bewirken die entzündlichen Prozesse in der Gelenkschleimhaut eine sukzessive Zerstörung des Knorpels. Besonders in dieser Phase der Erkrankung ist es daher wichtig, dass spezialisierte Rheumatologen und operativ tätige Orthopäden intensiv zusammenarbeiten und die Patienten selbst informiert und kooperativ sind.

Wenn eine Therapie unterbleibt, (und abhängig davon, wie aggressiv die Krankheit verläuft) „frisst" sich die Schleimhautentzündung regelrecht in den Knorpel und den Knochen hinein und führt damit zunächst zu einem Verlust der Gleiteigenschaften und schlussendlich zu einer vollständigen Zerstörung des Gelenks. In der Regel schreitet die Zerstörung des Gelenks trotz Therapie weiter fort, so dass letztendlich ein künstliches Gelenk implantiert werden muss. Dieser Zeitpunkt kann aber durch eine stadiengerechte Behandlung heraus gezögert werden.

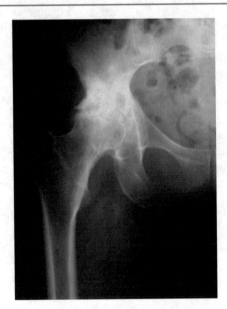

Abb. 7   Durch Rheuma zerstörtes Hüftgelenk

Vor allem dann, wenn eine deutliche Veränderung in der Beweglichkeit bemerkt wird, sollte die Operation nicht zu lange hinausgezögert werden. Bei der durch Rheuma verursachten Coxarthrose kommt es sehr häufig zu einer Streckunfähigkeit des Gelenks. Das Hüftgelenk ist dann immer leicht gebeugt, die Patienten gehen sozusagen „in die Knie". Der Zustand, dass nur noch das Einsetzten künstlicher Gelenke zu einer Verbesserung der Lebensqualität der Rheuma-Patienten führt, kann innerhalb von Jahren nach den ersten Symptomen eintreten, im Einzelfall aber auch schon nach einigen Monaten. In der Regel tritt aber eine Arthrose, die durch Rheuma verursacht ist früher auf als eine Arthrose, die durch altersbedingten Verschleiß entsteht. Daher ist eine so früh wie möglich einsetzende Therapie bei dieser Erkrankung besonders wichtig. Wenn Sie selbst an ähnlichen Symptomen leiden, aber bisher noch keine eindeutige Diagnose gestellt wurde, sollten Sie daher auf jeden Fall eine rheumatologische Facharzt-praxis aufsuchen. Dort wird man mit einer differenzierten körperlichen Untersuchung, speziellen Bluttests (Nachweis von Rheumafaktoren) und anhand von weiteren Untersuchungen (je nach Notwendigkeit Röntgen und Ultraschall) eine aussagekräftige Diagnose stellen. Dass dies mitunter schwierig ist, hängt unter anderem damit zusammen, dass der Nachweis (oder Nicht-Nachweis) der so genannten „Rheumafaktoren" für sich allein genommen noch kein aussagekräftiges Kriterium ist. Es gibt nämlich Men-schen, in deren Blut diese Faktoren nicht nachweisbar sind, obwohl sie an Rheuma leiden. Die Diagnose Rheuma wird deshalb nur dann gestellt, wenn vier der folgenden sieben Kriterien zutreffen:

Diagnose-Kriterien Rheuma

► Morgensteifigkeit in den Händen, Dauer mindestens eine Stunde

► Arthritis von drei oder mehr Gelenken

► Arthritis an den Händen

► Symmetrische Arthritis
(gleichzeitig auftretend an Gelenken auf beiden Körperseiten)

► Rheumaknoten über Knochenvorsprüngen und an Strecksehnen

► Nachweis des Rheumafaktors im Blut

► Auf Röntgenbildern erkennbare Veränderungen an Gelenken

Allerdings gibt es Patienten, die zwar rheumaartige Beschwerden haben, aber streng nach der Klassifikation nicht an Rheuma erkrankt sind. Beson-ders dann ist eine differenzierte fachärztliche Abklärung und Betreuung wichtig, denn nur auf der Basis einer weitgehend gesicherten Diagnose kann eine angemessene Therapie eingeleitet werden.

Um die entzündliche Komponente des Rheumas in den Griff zu bekommen wird als Medikament meistens Cortison verabreicht. Dies unterdrückt die Entzündung im Körper, führt aber bei langjähriger Einnahme leider oft da-zu, dass eine Osteoporose entsteht. Wegen der geringeren Einlagerung von Kalksalzen in das Knochengerüst werden die Knochen dadurch sehr weich. Um dem entgegen zu wirken, sollten Rheumatiker zusätzlich zu ihren Rheuma-Medikamenten immer auch Vitamin D und Calcium einnehmen. Auch andere Nebenwirkung des Cortisons sind möglich, die abhängig da-von, wie lange und in welcher Dosierung das Medikament eingenommen werden muss, unterschiedlich stark in Erscheinung treten. Grundsätzlich wird versucht, hohe Dosierungen nur über kurze Zeit und zu Beginn der Therapie zu verabreichen und dann mit einer niedrigen, so genannten Erhaltungsdosis fortzufahren. Details der Medikation werden immer auf den Einzelfall abgestimmt. Mitentscheidend für Art und Umfang der Dosierung ist dabei immer die Krankheitsaktivität. Mittlerweile gibt es außer Cortison eine Vielzahl von weiteren, neuen Medikamenten, die ebenfalls eine sehr gute Wirkung entfalten können. Leider haben aber auch sie unterschiedliche Nebenwirkungen, und nicht jeder Patient verträgt jedes Medikament gleich gut. Es muss dann in der Tat ausprobiert werden, welches Mittel im Einzelfall optimal ist. Erst wenn alle Versuche gescheitert sind, durch Medikamente die Beschwerden zu lindern oder das Fortschreiten des Rheumas einzudämmen, wird man Rheumapatienten zu Operationen und schlussendlich zum Einsetzen eines künstlichen Gelenks raten.

▮ Arthrose nach Verletzungen und Unfällen

—— Ein 47-jähriger Patient berichtet... ——

Vor etlichen Jahren bin ich unverschuldet mit meinem Motorrad in einen Verkehrsunfall verwickelt worden. An die Einzelheiten kann ich mich nicht genau erinnern. Ich weiß nur noch, dass ich bei schönstem Wetter eine Ausfahrt unternommen habe. Aufgewacht bin ich dann auf einer Intensivstation mit Schmerzen im rechten Bein und einem Gips am linken Arm und vielen Schläuchen in mir drin. Meine Freundin und heutige Frau erzählte mir dann, dass mich ein Autofahrer wohl übersehen und regelrecht umgefahren hatte, weil er mir die Vorfahrt genommen hatte. Ich sei circa 10 Meter durch die Luft geschleudert worden und dann im Straßengraben gelandet, was mir eine schwere Gehirnerschütterung, einen Unterarmbruch sowie Brüche des Oberschenkelknochens und des Hüftkopfes einbrachte. Die behandelnden Ärzte berichteten mir von den umfangreichen Operationen, mit deren Ausgang sie recht zufrieden waren. Allerdings prophezeite mir der Oberarzt, der mir eine Metallplatte und einige Schrauben zur Stabilisierung des Bruches eingebaut hatte, dass ich sicherlich irgendwann eine Arthrose am Hüftgelenk bekommen würde, da der Hüftkopf nie ganz perfekt verheilen würde und daher das Gelenk nicht mehr richtig „rund laufen" würde. Er riet mir, in Zukunft auf übermäßige sportliche Betätigung möglichst zu verzichten. Nach meiner Genesung habe ich mich auch daran gehalten, bin aber regelmäßig ins Fitnessstudio gegangen, um dort meine Muskeln zu trainieren. Im Prinzip ging auch alles sehr gut, bis ich dann immer öfter Schmerzen im Hüftgelenk verspürte. Zum ersten Mal aufgefallen ist mir das, als ich mit unserem sechsjährigen Sohn im Garten Fußball gespielt habe. Ich hatte auf einmal stechende Schmerzen und konnte kaum noch gehen. Abends habe ich dann eine Schmerztablette genommen und mich ausgeruht, und dann ging es auch wieder besser. Leider kamen die Schmerzen aber regelmäßig wieder, so dass ich mir immer öfter mit Schmerzmitteln helfen musste. Irgendwann hatte ich auch das Gefühl, mein operiertes Bein wäre ein wenig kürzer geworden und die Schmerzen in der Leistengegend weckten in mir den Verdacht, einen Leistenbruch zu haben. Das war aber nicht der Fall, wie eine Untersuchung beim Chirurgen zeigte. Gleichwohl hatte ich immer öfter das Gefühl, dass mit meinem Hüftgelenk etwas nicht in Ordnung war. Ich konnte mein Bein nicht mehr so bewegen wie früher und hatte daher große Probleme beim Anziehen von Socken und Schuhen. Besonders Drehbewegungen aus der Hüfte waren kaum möglich. Die Schmerzen traten dann auch unabhängig von Belastungen auf, immer häufiger auch nachts und morgens hat mir erst einmal jeder Schritt wehgetan. Ich entschloss mich also, mich in der Klinik, in der ich nach meinem Unfall operiert worden war, noch einmal untersuchen zu lassen. Der Oberarzt dort konnte sich auch noch genau an mich und meine Unfallverletzungen erinnern und stellte bei seiner Untersuchung fest, dass die Beweglichkeit meines schmerzenden Hüftgelenks sehr schlecht und im Vergleich zur gesunden Hüfte deutlich reduziert war. Er bestätigte mir auch mein Gefühl, dass das Bein kürzer geworden war, und zwar um 1,5 cm, wie seine Messung ergab. Ein neues Röntgenbild wurde angefertigt und auf dem konnte selbst ich als Laie erkennen, dass das ehemals verletzte Hüftgelenk ganz anders aussah als das gesunde. Der Hüftkopf war nicht mehr rund und der Gelenkspalt nicht mehr vorhanden. Schließlich hat mir der Oberarzt erklärt, dass ich mir wohl bald ein künstliches Hüftgelenk einsetzen lassen muss. Im Moment versuche ich den Zeitpunkt für die Gelenkoperation noch hinaus zu zögern und nehme immer mal wieder ein Schmerzmittel. Wahrscheinlich werde ich mich aber bald operieren lassen.

Nach Verdrehungen/Zerrung des Hüftgelenks mit Verletzungen des Labrums oder der Gelenkkapsel oder nach einem Unfall mit Brüchen (Frakturen) des Beckenknochens, oder des Oberschenkelhalses, oder des Oberschenkelkopfes, bei dem auch die Gelenkflächen geschädigt wurden, kann sich eine posttraumatische Arthrose entwickeln. Dies geschieht deshalb, weil sich trotz bester Behandlung nach Verletzungen Unregelmäßigkeiten und Unebenheiten auf der Gelenkfläche bilden können, die dann wie ein Sandkorn im Getriebe eines Automotors wirken. Dieser Sandkorneffekt, der die Knorpelfläche dann nach und nach zerstört, kann auch bereits nach kleineren Verletzungen oder Überlastungen auftreten, die die Patienten vielleicht gar nicht als solche wahrgenommen haben oder erinnern. Eine Verletzung ohne Brüche aber mit einem Riss des Labrums kann ebenfalls zu dem schädlichen Sandkorneffekt führen, weil die Feinmechanik des Gelenks durch die raue Rissfläche des Labrums gestört wird, die bei jeder Bewegung über den Gelenkknorpel des Hüftkopfes reibt. Vermutlich sind solche Effekte auch die Ursache für die oben geschilderte Erkrankung des nur 47 Jahre alten Patienten, der eigentlich noch zu jung ist für eine Arthrose am Hüftgelenk, die üblicherweise erst ab dem 50. bis 60. Lebensjahr auftritt. Die Entwicklung seiner posttraumatischen Arthrose ist jedoch typisch, weil durch den damaligen Unfall nicht nur Oberschenkelhals und Hüftkopf gebrochen waren, sondern auch der Boden der Hüftgelenkpfanne verletzt und die Knorpelschicht geschädigt war. Aufgrund der Inkongruenz (der Hüftkopf passt nicht mehr perfekt in die Gelenkpfanne) sind die Gelenkflächen des Hüftgelenks nun übermäßig belastet. Der Körper reagiert auf diese Überlastungssituation mit Knochen-Anbauten, so genannten Osteophyten. Allerdings gelingt dieser Versuch des Körpers, die Lastverteilung im Gelenk zu verbessern, nur unzureichend und die überschüssigen Verknöcherungen bewirken stattdessen – wie vom Patienten beschrieben – eine schlechtere Beweglichkeit des Gelenks zunächst vor allem bei Drehbewe-

gungen. Über die Jahre hat sich dann der Knorpel nach und nach aufgebraucht und abgerieben, bis das Gelenk durch die Arthrose fast vollständig zerstört wurde.

Verletzungen von Gelenken sind immer mit dem besonderen Problem der
zu erwartenden „Spätfolge Knorpelabrieb" behaftet. Besonders bei Verletzungen des Labrums – also der Faserknorpellippe, die den knöchernen Teil
der Gelenkpfanne vergrößert – kann es im Einzelfall sinnvoll sein, eine
Arthroskopie (Gelenkspiegelung des Hüftgelenks) durchzuführen, denn damit kann die allmähliche Verschlechterung der Gleiteigenschaften des Gelenks zunächst noch für eine gewisse Zeit aufgehalten werden. Allerdings
ist eine Arthroskopie des Hüftgelenks sehr kompliziert und wird nur von
wenigen hochqualifizierten Operateuren beherrscht. Daher wird sie auch
bisher nur an wenigen Zentren als Standardoperation routinemäßig durchgeführt. Sollten Sie eine solche Operation in Erwägung ziehen, lassen Sie
sich gut beraten und NUR DORT operieren, wo man ausreichend Erfahrung mit dieser hochkomplexen Technik hat.

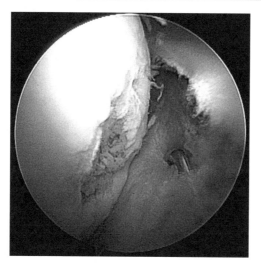

Abb. 8   Labrumläsion des Hüftgelenks. Im arthroskopischen Bild erkennbar eine deutliche Auffaserung des Labrums, die eine Arthrose des Hüftkopfes mit verursacht hat

Bei einer solchen Operation muss das Hüftgelenk zunächst mit einer speziellen Lagerungsvorrichtung aufgedehnt werden, so dass man mit den In-
strumenten gut in das Gelenk einsehen und dort arbeiten kann. Allerdings
kann das Labrum mit der „Schlüssellochtechnik" nicht immer gut erreicht
werden, und daher ist manchmal ein kleiner zusätzlicher Schnitt erforderlich, um an alle Anteile des Gelenks und des Labrums heranzukommen.

Die Rissfläche des Labrums wird bearbeitet und der Knorpel je nach Bedarf geglättet. Damit versucht man einerseits zu verhindern, dass durch die Rissfläche des Labrums die Knorpelschicht im Gelenk vorzeitig geschädigt wird und andererseits zu erreichen, dass die Puffer-Funktion des Gelenkknorpels so weit wie möglich erhalten bleibt. Ob und in welchem Umfang dies gelingt, hängt allerdings davon ab, in welchem Bereich sich die Verletzung befindet. Die bislang verfügbaren Studien belegen, dass mit einer solchen Operation eine deutliche Besserung der Beschwerden erzielt werden kann.

Arthrose-Stadien ► **Wie schlimm es werden kann**

Eine Arthrose entwickelt sich – unabhängig davon, aufgrund welcher Ursachen sie entstanden ist – in verschiedenen Stadien, die von *Dr. Outerbridge* 1963 differenziert beschrieben wurden. Ausgehend von Grad 0, einem gesunden Knorpel ohne Schädigungen und mit glatter Oberfläche, unterteilt er die mit der Arthrose objektiv einhergehenden Veränderungen (Art und Umfang der Degeneration und Zerstörung der Knorpelfläche) in vier Stadien.

Stadien der Arthrose

Grad I

► intakter Knorpel, noch glatt

► Verlust von Elastizität und Erholungsfähigkeit

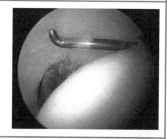

Grad II

► Verlust von Elastizität und Erholungsfähigkeit

► Oberfläche aufgeraut, feine Rillen

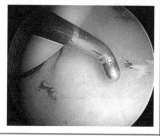

Grad III

► deutlicher Knorpelabrieb

► Krater bis fast auf den Knochen

► Knöcherne Anbauten (Osteophyten)

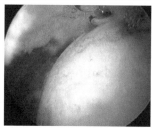

Grad IV

► vollständiger Verlust des Knorpels

► freiliegender Knochen

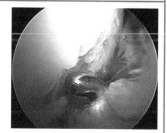

Ein gesunder Knorpel/Arthrose Grad 0 sieht weiß-gelblich aus und erscheint glatt wie eine Billardkugel. Es finden sich keine Unregelmäßigkeiten und keine Rillen auf der Knorpeloberfläche und wenn man mit einem Tastinstrument versucht, den Knorpel einzudrücken, dann ist er „prall-elastisch". Er reagiert mit einer straffen Elastizität, ähnlich der eines Tennisballs und bietet damit eine gewisse Pufferfunktion. Verformungen, die bei punktueller starker Belastung auftreten, bilden sich zurück.

█ Arthrose Grad I

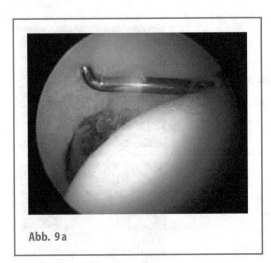

Abb. 9 a

Das arthroskopische Bild eines gesunden 40 Jahre alten Patienten zeigt den Hüftkopf, glatt wie eine Kugel und korrespondierend dazu die konkave Gelenkpfanne. Ebenfalls zu sehen ist ein Tastinstrument. Der Knorpel sieht noch intakt aus, er ist jedoch nicht mehr so widerstandsfähig wie der ganz gesunde Knorpel, denn er hat seine Elastizität und Erhohlungsfähigkeit verloren.

Schmerzen treten in diesem Stadium nicht auf, und eine Behandlung ist nicht erforderlich, es sei denn, das Labrum oder andere Strukturen des Hüftgelenks sind verletzt oder entzündlich verändert. Patienten mit Arthrose Grad I sollten allerdings auf ihr Gewicht achten, denn jedes Kilo Übergewicht belastet auch das Hüftgelenk. Darüber hinaus ist eine dosierte aber regelmäßige sportliche Betätigung sehr sinnvoll, damit die Muskulatur nicht erschlafft und das Hüftgelenk in Bewegung bleibt, denn: „Wer rastet der rostet". Drei mal in der Woche 45 Minuten Fahrrad fahren beispielsweise oder 30 Minuten Nordic Walking oder 30 Minuten Schwimmen sind in der Regel ausreichend, um etwas gegen das Einrosten des Hüftgelenks zu tun. Zusätzlich sollte in diesem Alter darauf geachtet werden, dass der ganze Körper beweglich bleibt. Dabei helfen auch regelmäßige Dehnübungen. Die Frage, ob die Ernährungsweise (abgesehen vom Gewicht) für die Erhaltung des Knorpels eine Rolle spielt, ist nicht abschließend geklärt. Es gibt Hinweise dazu, dass bestimmte Präparate knorpelaufbauend wirken. Aussagekräftige Studien zu deren Wirksamkeit gibt es jedoch nicht.

▌ Arthrose Grad II

Seit unsere Kinder aus dem Haus sind und mein Mann pensioniert, haben wir unseren „Lebensabend" richtig genossen, und unser größtes Hobby waren und sind Städtereisen. Meist sind wir dann für eine Woche in einer schönen Stadt in Europa unterwegs und schauen uns dort alles an, was uns interessiert. Als wir vor einiger Zeit Florenz besuchten und dort schon einige Stunden durch die Strassen flaniert waren, bemerkte ich leichte Schmerzen im Hüftgelenk, die sich vor allem in der Leistengegend bemerkbar machten. Es war ein lauer Sommerabend, und so löste ich das Problem erst einmal damit, dass wir uns ein schönes Terassenplätzchen für ein Abendessen suchten, so dass ich mich hinsetzen konnte. Meine Schmerzen waren zwar noch nicht so stark, dass ich eine Schmerztablette hätte nehmen müssen, aber in den darauf folgenden Tagen verschwanden die Schmerzen einfach nicht. Vor allem beim Gehen über unebenes Kopfsteinpflaster traten die Schmerzen intensiver auf und so hatte ich immer weniger Interesse daran, den ganzen Vormittag durch die Stadt zu spazieren. Nach unserer Rückkehr von der Reise ging ich also zu meinem Hausarzt, der mir jedoch nur den Rat gab, etwas gegen die Schmerzen einzunehmen. Da ich aber nicht viel von Tabletten halte und der Sache auch auf den Grund gehen wollte, suchte ich einen Facharzt auf.

Der Orthopäde untersuchte mein Hüftgelenk und fertigte ein Röntgenbild an, auf dem dann zu erkennen war, dass der Knorpel in meinem Hüftgelenk schon etwas abgenutzt war. Die Diagnose lautete „Arthrose Grad II". Er empfahl mir eine Hüftgelenksspiegelung, weil er bei dieser arthroskopischen Operation meinen Knorpel glätten und damit die „Gleiteigenschaften" in meinem Hüftgelenk wieder verbessern könne. Ich hatte Vertrauen zu ihm geschöpft und entschloss mich dazu, den Eingriff von ihm durchführen zu lassen.

Schon kurze Zeit später konnte ich operiert werden und erstaunlicherweise hatte ich gar nicht mal so viele Schmerzen, wie ich befürchtet hatte. Ich hatte mir alles viel schlimmer vorgestellt! Die Operation verlief gut und noch am gleichen Abend konnte mich mein Mann wieder abholen. Der Orthopäde besuchte mich dann am nächsten Tag, um zu kontrollieren, ob auch alles in Ordnung war. Er erklärte mir dann, dass der Knorpel in meinem Gelenk zwar schon erste Verschleißerscheinungen gezeigt habe, dass diese aber „altersentsprechend" seien und ich auf jeden Fall sportlich aktiv bleiben sollte. Etwa 2 Wochen nach der Operation wurden die Fäden entfernt. Etwa zur gleichen Zeit konnte ich wieder ganz ohne Schmerzen gehen. Wir planen bereits unsere nächste Reise in die Toskana, darauf freue ich mich sehr. Ich bin sehr froh, dass ich mich für die Operation entschieden habe.

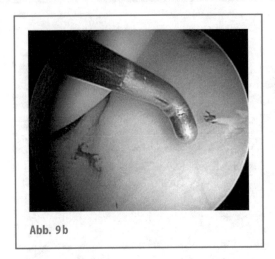

Abb. 9b

Bei einer Arthrose Grad II reagiert der Knorpel nicht mehr so elastisch und er ist nicht mehr so glatt wie eine Billardkugel. Es haben sich feine Rillen und erste Aufrauungen gebildet und seine Oberfläche ähnelt nun der von ganz feinem Schmirgelpapier. Ein deutlich erhöhter Reibewiderstand ist entstanden.

Schmerzen verspüren die Patienten in dieser Phase nur selten (wenn es keine begleitenden Veränderungen gibt, z. B. eine Labrum- oder Kapselverletzung) und wenn doch, dann nur bei stärkerer Belastung. Weil die Aufrauung im Gelenk jedoch wie ein „Sandkorn im Getriebe" wirkt, kommt es im weiteren Verlauf zu einem stetig fortschreitenden Verschleiß des Knorpels und Schmerzen treten dann häufiger und intensiver auf. Da der Körper parallel dazu mit einer vermehrten Produktion von Gelenkflüssigkeit („Gelenkschmiere") reagiert, kann es außerdem zu Schwellungen des Gelenks kommen, die aber selten Schmerzen verursachen, sondern eher ein Spannungsgefühl erzeugen.

Um die Beschwerden zu lindern, die Beweglichkeit zu verbessern und den weiteren Verschleiß des Knorpels noch eine Weile aufzuhalten, wird den Patienten in dieser Phase immer häufiger zu einer arthroskopischen Operation geraten (siehe hierzu auch Seite 30). Bei einer solchen Operation wird das Hüftgelenk mit einer speziellen Flüssigkeit aufgefüllt und gespült und mit Hilfe einer kleinen Fräse werden die Rillen entfernt und die Knorpeloberfläche geglättet. Durch die Spülung des Gelenks werden Schadstoffe und abgestorbene Zellen entfernt.

Nach einer Arthroskopie ist es wichtig, dass u.a. durch physiotherapeutische Behandlungseinheiten das Gelenk wieder in Bewegung gebracht und auch beweglich gehalten wird. Durch regelmäßige sportliche Betätigung wie Nordic Walking, Schwimmen, Fahrrad fahren oder Wandern sollte in der Folgezeit die Muskulatur gekräftigt werden. Auch regelmäßige Dehnübungen sind gut für die Hüftgelenke.

▌ Arthrose Grad III

Ich bin begeisterter Jäger, habe gemeinsam mit einigen Freunden ein Stück Wald gepachtet, und gehe dort regelmäßig auf die Pirsch. Dabei sitzt man natürlich oft in den frühen Morgenstunden in der Kälte und wenn man dann etwas geschossen hat, heißt es ab ins Dickicht und ins unebene Gelände. Das war für mich lange Zeit auch nie ein Problem. Mit den Jahren bemerkte ich aber – vor allem in den feuchten Herbstmonaten und nach langem Sitzen im Hochsitz – dass meine Hüftgelenke ein wenig eingerostet waren. Ich kann mich noch ganz genau an einen Sonntag im Herbst erinnern. Nach einem erfolgreichen Abschuss wollte ich ins Unterholz und da tat es einen richtigen Stich in meiner Leiste, als ich die letzten Stufen von der Leiter einfach herunter sprang. Ich konnte danach nur noch hinkend gehen und die Schmerzen in der Leiste gingen nicht mehr weg. Auch in der Nacht hatte ich richtig Schmerzen, so dass ich nur sehr schlecht schlafen konnte.

Einer meiner Jagdfreunde ist Arzt, und so ließ ich meine Hüfte von ihm untersuchten. Er schickte mich in eine radiologische Praxis, um dort eine Kernspinntomografie machen zu lassen und wie er schon vorher vermutet hatte, zeigten die Bilder einen Knorpelschaden und auch Anzeichen für eine Labrumläsion. Deswegen und wegen meiner anhaltenden Schmerzen empfahl mir mein Freund, mich von einem Spezialisten an der Hüfte operieren zu lassen. Ich folgte seinem Rat und ging zu dem empfohlenen Orthopäden, der dann auch der Meinung war, dass eine Operation unumgänglich sei, um den Schaden nicht noch größer werden zu lassen, als er sowieso schon sei. Ich ließ mich also arthroskopisch operieren. Toll war, dass ich aufgrund meiner speziellen Narkose die Operation auf dem Monitor verfolgen und in mein eigenes Hüftgelenk gucken konnte, Ich sah wie der Arzt, der mir auch alles erklärte, was er gerade tat, alle Gelenkanteile genau untersuchte. Selbst ich als Laie konnte erkennen, dass der Gelenkknorpel in einigen Anteilen des Hüftkopfes und der Gelenkpfanne schon etwas lädiert aussah und dass an einer Stelle auch schon ein Loch im Knorpel war, das aussah wie ein Krater. Nun war mir auch klar, woher meine Schmerzen kamen. Der Arzt hat dann diesen Bereich mit einem spitzen Instrument angebohrt und mir erklärt, dass er mit dieser Technik den Knorpel dazu anregen wolle, Ersatzgewebe zu bilden. Das Labrum war auch deutlich aufgefasert und sah fast aus wie ein Fransenteppich, und daher hat der Spezialist mit einem kleinen rotierenden Messer die „Fransen" abgetragen. Die Operation war erfolgreich. Einziger Nachteil: ich musste 6 Wochen an Krücken laufen, weil ich das Bein nicht voll belasten durfte. Nach dieser Phase und einigen Wochen Physiotherapie hatte ich dann aber tatsächlich keine Schmerzen mehr. In Zukunft werde ich allerdings etwas vorsichtiger sein und nicht mehr einfach so irgendwo herunter springen. Ich habe inzwischen doch Befürchtungen, dass meinem Hüftgelenk wieder etwas passieren könnte.

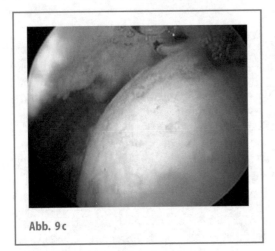

Abb. 9c

Eine Arthrose Grad III verursacht sehr oft schon relativ starke Schmerzen, denn die Knorpel-Defekte sind bereits sehr ausgeprägt. Das arthroskopische Bild zeigt regelrechte „Krater", die fast bis auf den Knochen reichen. Diese verursachen sehr ungünstige Gleiteigenschaften und einen ausgeprägten Reizzustand im Gelenk.

Knorpel-Schädigungen dieser Art können aufgrund der normalen, altersbedingten Verschleißerscheinungen entstehen, treten jedoch häufig als Folge einer banalen Verletzung auf, die von den Betroffenen gar nicht als solche wahrgenommen wird. Wie im hier geschilderten Fall reicht bei einem vorgeschädigten Gelenk manchmal schon ein eher unspektakulärer Sprung von einer Leiter. Der Knorpel ist nicht unendlich belastbar und so können durch übermäßige punktuelle Überlastung (z. B. bei einem An- oder Aufprall durch einen Sprung oder bei bestimmten Verdrehbewegungen) Einrisse und Verletzungen des Knorpels entstehen. Da der Gelenkknorpel des Erwachsenen die Fähigkeit zur eigenständigen Regeneration verloren hat, sind solche Verletzungen äußerst problematisch, weil sie nie vollständig regenerieren können. Wie im Falle dieses Patienten, können also ein Sprung und/oder ein Verdrehtrauma dazu führen, dass Risse in der vorgeschädigten Knorpeldecke entstehen. Das Fass wird zum Überlaufen gebracht und die Beschwerden setzen schlagartig ein. Die mechanisch hervorgerufene Unebenheit kann sich von selbst nicht wieder erholen und verursacht eine Reduzierung der Gleitfähigkeit, dies wiederum bewirkt stetige Reibung und Schmerzen. Eine Unebenheit, die z.B. am Hüftkopf auftritt, führt außerdem dazu, dass auch auf der gegenseitigen, ursprünglich intakten Knorpel-Kontaktfläche der Gelenkpfanne Schäden entstehen und das Gelenk dann nicht mehr „rund läuft". Verletzungen und Schmerzen dieser Art sollten Sie daher niemals ignorieren, sondern auf jeden Fall fachärztlich behandeln lassen. Das Risiko ist sonst sehr groß, dass die Knorpelfläche weiter geschädigt und die Schwachstelle bei jeder Bewegung noch ein wenig größer wird. Auch hier wirkt der schon an anderer Stelle beschriebene „Sandkorn-Effekt"!

Ziehen Sie im Falle eines Knorpelschadens grundsätzlich einen Orthopäden zu Rate, denn er kann aufgrund seiner Fachkompetenz die optimale Therapie einleiten. Bei Knorpeldefekten dieser Art ist eine Operation erforderlich, wobei in der Regel entweder eine so genannte Anbohrung oder eine Knorpelzelltransplantation durchgeführt wird. Bei der Anbohrung wird zunächst die bereits ohne Knorpel frei liegende tote, oberflächliche Schicht des Knochens abgetragen. Dann wird an dieser Stelle (aber auch direkt unter noch vorhandener aber geschädigter Knorpelfläche) der Knochen angebohrt, so dass es zu feinen Blutungen aus dem Knochenmark kommt. Dies ermöglicht das Einschwemmen von Gewebszellen, die die Fähigkeit haben, sich in festes Fasergewebe umzuwandeln. Der Körper wird also durch die Anbohrung zur Bildung eines Ersatzknorpels angeregt, der natürliche Gelenkknorpel kann ja leider nicht nachwachsen. Im besten Fall füllt dann dieses Ersatzgewebe den Knorpeldefekt wieder aus und verhindert auch ein weiteres Aufbrechen des Knorpels. Allerdings ist der Ersatzknorpel nicht so belastungsfähig wie natürlicher Knorpel.

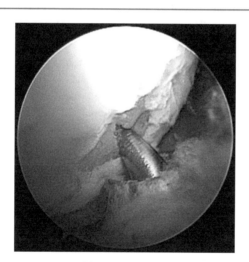

Abb. 10 Anbohrung

Bei der Knorpelzelltransplantation muss den Patienten in einer ersten Operation zunächst ein wenig Knorpel aus einem nicht belasteten Areal entnommen werden. Anschließend wird dieser Knorpel im Zelllabor angezüchtet und vermehrt. Eine Prozedur, die in der Regel 2 bis 4 Wochen dauert. Sobald ausreichend viele Knorpelzellen vorhanden sind, werden diese auf ein spezielles Trägermaterial geschichtet, dass einem Faservlies ähnelt und nur wenige Millimeter dick ist. Dieses Transplantat wird dann in einer zweiten Operation in den Knorpeldefekt eingepasst und in der Regel mit einem speziellen Gewebekleber fixiert. Erst nach einer 6-monatigen Nachbehandlung zum Schutz des Transplantates kann das Knie wieder voll belastet und Sport getrieben werden.

Diese Methode, die beim Kniegelenk schon fast zu einer Routineoperation geworden ist, ist am Hüftgelenk aufgrund des Schwierigkeitsgrades und des hohen apparativen Aufwandes noch die absolute Ausnahme. Außerdem ist diese Methode nicht bei allen Patienten sinnvoll, da sich gezeigt hat, dass die Knorpelzellen mit zunehmendem Alter ihre Aktivität mehr und mehr einschränken. Das führt dazu, dass die Vermehrung der Knorpelzellen im Labor dann entweder gar nicht mehr oder nur noch stark eingeschränkt gelingt. Daher ist eine Knorpelzelltransplantation ab einem Alter von etwa 40 Jahren nicht mehr Erfolg versprechend. Patienten, die diese Altersgrenze bereits überschritten haben, sollten darum besser eine Anbohrung durchführen lassen. Außerdem ist es besonders für Patienten dieser Altersgruppe unbedingt erforderlich, das betroffene Hüftgelenk konsequent aber dosiert zu trainieren und die Muskulatur zu dehnen, damit das Gelenk nicht einsteift. Starken Stoßbelastungen, wie sie bei Ballsportarten oder alpin Ski auftreten, sollten aber vermieden werden. (Spezielle Übungen für das Hüftgelenk finden Sie im Kapitel 8 „In Bewegung bleiben").

▌ Arthrose Grad IV

___ Eine 66-jährige Patientin berichtet... ___

Arbeit auf einem Bauernhof mit Land- und Milchwirtschaft ist kein Zuckerschlecken und mein Mann und ich haben 40 Jahre lang körperlich hart gearbeitet. Ich habe immer kräftig mit angepackt, und hatte ja auch noch den Haushalt und die Kinder zu versorgen. Nun hat unser ältester Sohn den Hof übernommen und mein Mann und ich helfen zwar noch ein wenig mit, aber wir haben nicht mehr die gesamte Verantwortung, was nach 40 Jahren schwerer Arbeit auch gut so ist. Mit Schmerzen bin ich eigentlich nie zimperlich gewesen, ich habe einfach weiter gearbeitet, und auch die immer häufiger spürbaren Schmerzen im Hüftgelenk habe ich ganz gut ausgehalten. Komisch ist aber, dass die Schmerzen eher mehr statt weniger geworden sind, seit ich nicht mehr so viel arbeite wie früher. Vor einigen Jahren war ich schon mal bei meinem Orthopäden gewesen, weil ich nach einer langen Wanderung starke Schmerzen in der Leiste hatte. Er erklärte mir dann, dass ich schon erste Anzeichen einer Arthrose hätte, die aber meinem Alter entsprächen, also ganz normal seien. Man könne auf dem Röntgenbild auch bereits kleine Knochenanbauten erkennen, die typisch für die beginnende Arthrose seien. Ich solle nun dafür sorgen, meine Muskulatur zu kräftigen oder kräftig zu halten und insgesamt auf meine Hüften achten.

In der letzten Zeit wurden die Schmerzen aber immer stärker und ich konnte auch meine Strümpfe und Schuhe kaum mehr anziehen, weil mein Hüftgelenk sehr steif geworden war. Also suchte ich den Orthopäden noch einmal auf. Er gab mir eine Cortison-Spritze ins Hüftgelenk und die half erstaunlicherweise sehr gut, so dass ich für einige Wochen gar keine Schmerzen mehr hatte. Leider kamen die Schmerzen aber wieder. Dazu gesellten sich immer wieder auftretende Schmerzen auch im Kniegelenk, was mein Orthopäde dann aber als typisch bezeichnete, denn die Schmerzen die durch die Hüftarthrose entstehen, könnten auch ins Kniegelenk ausstrahlen. Inzwischen wurde mein Hüftgelenk auch wieder einmal geröntgt und sogar ich konnte auf den Bildern erkennen, dass es so nicht mehr in Ordnung ist. Meine Arthrose hat sich sehr verschlimmert. Medikamente gegen die Schmerzen helfen mir nur noch für kurze Zeit und mittlerweile habe ich Schmerzen bei fast jedem Schritt. Auch fällt es mir sehr schwer, mich beim Spielen mit meinen Enkeln zu ihnen auf den Boden zu setzen oder zu knien und die Kleinen sind schon ganz traurig, dass ihre Oma gar nicht mehr so agil ist wie noch vor einem halben Jahr. Ich bin jetzt an einem Punkt angelangt, an dem ich die Schmerzen und die damit verbundenen Einschränkungen nicht mehr ertragen will und mir eine (Er-)Lösung herbeisehne. Sowohl mein Hausarzt als auch mein Orthopäde empfehlen mir nun, mir eine Hüftprothese einsetzen zu lassen. Ich bin fest entschlossen, ihrem Rat zu folgen.

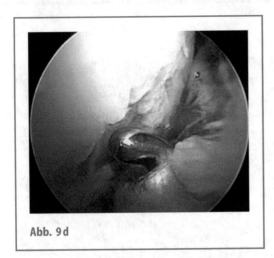

Abb. 9 d

Bei Arthrose Grad IV ist der Höhepunkt der Erkrankung erreicht, der Knorpel ist vollständig verschwunden und Knochen reibt auf Knochen. Die damit verbundenen Beschwerden sind vielfältig und führen – wie in der hier geschilderten Krankengeschichte – zu einer erheblichen Einschränkung der Lebensqualität.

Der Patientenbericht zeigt eindrücklich, wie eine Arthrose typischerweise verläuft. Die Patientin war aufgrund ihrer Lebensumstände viel „auf den Beinen", hat auch körperlich schwere Arbeit geleistet und dementsprechend auch ihre Hüftgelenke belastet. Da sich mit zunehmendem Lebensalter ohnehin die Belastungsfähigkeit des Knorpels stetig verringert – und zwar nicht nur an der Gelenkpfanne sondern auch am Hüftkopf – kann er seine Puffer-Funktion nur noch unzureichend erfüllen und die Gelenkflächen des Hüftgelenks werden nun übermäßig belastet. Dies auch dann, wenn (wie im hier geschilderten Fall) die Belastung „von außen" aufgrund geringerer beruflicher Beanspruchung abnimmt. So erklärt es sich, dass die 66-jährige Patientin erst im Rentenalter mit den immer stärker werdenden Schmerzen zu kämpfen hatte. Ihr Körper hat auf die Überlastungssituation mit Knochen-Anbauten (Osteophyten) reagiert, um dadurch die Lastverteilung im Gelenk zu verbessern. Allerdings gelingt ihm dies nur unzureichend und die überschüssigen Verknöcherungen bewirken stattdessen eine schlechtere Beweglichkeit des Gelenks und einen kontinuierlichen Knorpelabrieb. Die Patienten bemerken ein schleichendes „Einrosten" ihres Hüftgelenks, das sich nicht mehr ganz selbstverständlich beugen lässt, so dass das Anziehen von Strümpfen und Schuhen immer schwerer fällt. Darüber hinaus verursacht der Knorpelabrieb eine Entzündung der Gelenkschleimhaut und eine vermehrte Produktion von Gelenkflüssigkeit, was zu einem deutlichen Spannungsgefühl führen kann (siehe hierzu auch Seite 10). Der Knorpelabrieb schreitet stetig fort und der Höhepunkt der Erkrankung ist erreicht, wenn der Knorpel sich aufgebraucht hat und eine Knorpelglatze entstanden ist. Nun reibt bei jeder Bewegung Knochen auf Knochen und die Patienten laufen nun – vergleichbar einem Auto mit vollständig plattem Reifen – *auf der Felge*. Daher sind die von der Patientin beschriebenen Schmerzen beim Aufstehen, beim Laufen oder beim Hinknien und bei Dreh- und Beugebewegungen in der Hüfte gut nachvollziehbar.

Die Intensität der Schmerzen verläuft bei einer Arthrose wellenförmig und nach Phasen mit großer Heftigkeit erleben die Patienten auch wieder fast leidensfreie Zeiten. Insgesamt tendiert dieser Prozess aber zum Schlechteren und wird bald unerträglich, obwohl immer häufiger Schmerzmittel eingenommen werden.

Wenn dann im wahrsten Sinne des Wortes „nichts mehr geht", weil buchstäblich jeder Schritt mit großen Schmerzen verbunden ist, beginnen die betroffenen Patienten damit, sich mit dem Gedanken an ein „künstliches Hüftgelenk" anzufreunden.

3 Wege aus dem Schmerz: Künstliche Hüftgelenke

Viele der vorab beschriebenen Beschwerden, Bewegungseinschränkungen, Schmerzen und mehr oder minder erfolgreiche Therapieversuche werden Sie vermutlich aus eigener Erfahrung nur allzu gut kennen. Sie wissen nun, dass Ihnen nur noch die Implantation eines „neuen" Hüftgelenks wirklich helfen kann. Die Entscheidung fällt Ihnen aber möglicherweise noch schwer und Sie fragen sich ... und jetzt ein künstliches Hüftgelenk?

Vielleicht schwirren Ihnen noch zu viele Fragen im Kopf herum und Sie sind deshalb noch unsicher, ob Sie dem Rat Ihres Arztes oder Ihrer Ärztin folgen sollen, sich möglichst bald ein neues Hüftgelenk einsetzen zu lassen. Vielleicht haben Sie Angst vor der Operation, weil Sie noch nie operiert wurden und nicht abschätzen können, was da auf Sie zu und in Sie hinein kommt? Vielleicht haben Sie auch Angst vor der Zeit danach und befürchten Komplikationen oder einen Misserfolg? All dies ist verständlich. Ich weiß jedoch aus vielen Gesprächen mit Patienten, dass Ängste dieser Art ungefähr in dem Maße abnehmen, wie das Verständnis für das zunimmt, was vor, bei und nach der Operation passiert. Aus diesem Grund finden Sie die wichtigsten Informationen dazu – verknüpft mit Schilderungen aus der Sicht betroffener Patienten – im folgenden Teil des Buches, ergänzt durch eine Reihe von Antworten auf häufig gestellte Fragen.

Hüftendoprothesen ▶ Formen, Materialien, Verfahren

Ein künstliches Hüftgelenk ist dem menschlichen Hüftgelenk nachempfunden und ersetzt dessen zerstörte Gelenkanteile. In welchem Umfang, bzw. mit welchem Prothesentyp dies geschieht ist abhängig davon, wo und wie weit der Verlust des Knorpels bereits fortgeschritten ist und welche sonstigen, individuell unterschiedlichen anatomischen Bedingungen gegeben sind. Abhängig davon kann am Oberschenkel entweder nur die Oberfläche des Oberschenkelkopfes ersetzt werden oder der vollständige Oberschenkelkopf plus -hals und weitere Teile des Oberschenkelknochens. Grundsätzlich ist man bemüht, bei der Operation so viel Knochensubstanz wie irgend möglich zu erhalten. Immer ersetzt wird die Gelenkpfanne, unabhängig davon, welcher Prothesentyp für den Oberschenkelanteil des Gelenks in Frage kommt. Größe, Form und Prothesentyp werden also immer auf jeden Einzelfall abgestimmt und in Abhängigkeit davon ausgewählt, wie weit die Zerstörung des Hüftgelenks bereits fortgeschritten ist, welche Prothese anatomisch passt und welches Aktivitätsniveau der Patient noch hat bzw. für die Zeit nach der Operation wieder erreichen möchte. Die verschiedenen Größen sind so fein abgestuft, dass sie für jede Patientin und für jeden Patienten optimal abgestimmt werden können und somit lässt sich immer die passende Form und die passende Größe finden. Die optimal passende Größe wird vor der Operation anhand des Röntgenbildes ermittelt und während der Operation mit einer Probier-Prothese überprüft. Erst danach wird die Original-Prothese eingesetzt (siehe hierzu auch Seite 80).

Die Prothesen bestehen in der Regel aus vier Teilen und zwei Materialien. Der Schaft der Prothese wird im Oberschenkelknochen verankert, die Gelenkpfanne in den Beckenknochen eingepasst. Auf den Hals des Prothesenschafts wird ein Kopf aufgesetzt und in die metallene Pfanne wird zusätzlich eine Polyethylenpfanne eingebracht. Die Teile der Prothese, die für Stabilität sorgen, sind immer aus einer Metalllegierung, die – je nach Hersteller – in ihrer jeweiligen Zusammensetzung variiert. Die Teile der Prothese, die für optimale Gleiteigenschaften sorgen, sind das Inlay für die Gelenkpfanne aus Polyethylen, Keramik oder Metall sowie der Kopf aus Metall oder Keramik. Das Polyethylen ist ein besonders hoch vernetzter und damit sehr belastbarer Kunststoff. Das keramische Material ist abriebsärmer

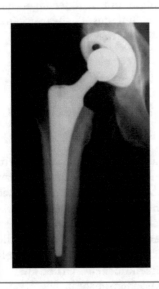

Abb. 11   Standard-Hüftendoprothese *Corail und Pinnacle*. Copyright: DePuy

als das Polyethylen, hat aber weniger Elastizität als dieses. Die Materialien, die aufeinander gleiten (Kopf und Pfanne) nennt man Gleitpaarung. Welche Gleitpaarung bei Ihnen verwendet werden, wird Ihr Operateur mit Ihnen vor der Operation besprechen. Wie für die Größe des Gelenks gilt auch für das Material, dass die individuell unterschiedlichen Gegebenheiten des jeweiligen Falls immer berücksichtigt werden können. So müssen Patienten, bei denen zum Beispiel eine Nickel-Allergie besteht, deswegen trotzdem nicht auf einen Gelenkersatz verzichten, da es Prothesen gibt, in deren Metalllegierung dieses Metall nicht enthalten ist.

Je nach Alter, Belastungssituation, knöchernen Gegebenheiten und Wunsch der Patienten, kommen verschiedene Hüftendoprothesen-Typen zum Einsatz.

Hüftendoprothesen-Typen

► Oberflächenersatz

► Kurzschaftendoprothese

► Standardendoprothese

► Revisionsschaft

► Revisionspfanne

Die Verankerung der Prothesenteile im Knochen kann entweder mit Knochenzement oder zementfrei erfolgen. Der Hüftprothesenschaft und die Gelenkpfanne werden in der Regel zementfrei implantiert. Ein Verfahren, dass sich in den letzten Jahren gegenüber der zementierten Implantation durchgesetzt hat. Allerdings kann eine Prothese nur dann zementfrei implantiert werden, wenn der Knochen noch von guter Substanz ist und keine Osteoporose vorliegt. Ist dies nicht der Fall, dann müssen die Prothesenanteile zementiert werden. Da der Knochenzement wie ein schnell aushärtender Klebstoff funktioniert, ist es ein Vorteil der zementierten Hüftendoprothese, dass das Hüftgelenk im Prinzip direkt nach der Operation wieder voll belastbar ist. Der als Bindeglied zwischen Knochen und Prothese verwendete Knochenzement härtet innerhalb von 12–15 Minuten restlos aus, so dass am Ende der Operation die Prothese bereits vollständig mit dem Knochen verbunden ist. Dies bedeutet für die Patienten, dass Sie – wenn es der Wundschmerz zulässt und sie Vertrauen zu der Tragfähigkeit ihres neuen Gelenks gefasst haben – ihr operiertes Bein sehr bald und ohne Einschränkung belasten können und zwar ohne Angst davor haben zu müssen, dass sich die Position der Prothese noch verändert.

Die zementfreie Implantation einer Hüftendoprothese ist dann möglich, wenn der Knochen noch eine sehr gute Festigkeit hat und ein ausreichendes Fundament für die Prothese bietet. Zementfrei implantiert wird vor allem bei jüngeren Patienten, weil deren Knochen diese Bedingungen meist noch erfüllen. Ein Vorteil des zementfreien Verfahrens ist, dass kein zusätzliches Fremdmaterial (der Knochenzement) eingebracht wird. Da diese Prothesen noch Zeit brauchen, um in den Knochen einzuheilen, müssen die Patienten allerdings den Nachteil in Kauf nehmen, dass die Prothese nicht sofort voll belastbar ist und sie über einen Zeitraum von sechs Wochen mit Unterarmgehstützen laufen müssen, da zunächst nur eine Teilbelastung des operierten Beines möglich ist. Die Platzhaltigkeit ist nach bisheriger Erfahrung vergleichbar mit einer zementierten Hüftprothese.

Leider kursieren nach wie vor Gerüchte, dass eine zementierte Endoprothese aufgrund des verwendeten Knochenzementes schlechter sei als eine zementfreie und dass bei einem notwendig werdenden Wechsel der zementierten Hüftprothese mit einem starken Knochenverlust gerechnet werden müsse. Beide Behauptungen sind falsch. Da die Operationstechniken, die bei einer Wechseloperation angewendet werden, stetig verbessert werden konnten, ist heutzutage der Knochenverlust auch bei der Entfernung einer zementierten Hüftprothese sehr gering. Der Nachteil einer zementierten Endoprothese ist, dass die Operation etwas länger dauert, da der Operateur warten muss, bis der Zement fest ist. Dies dauert ca. 30 Minuten, wenn sowohl die Pfanne als auch der Schaft zementiert werden. Vorteil einer zementierten Endoprothese ist – besonders für ältere Patienten – dass ihr Bein sofort wieder belastbar ist. Dies kann wichtig sein, bei einem schlechten gesundheitlichen Allgemeinzustand oder erhöhtem Thromboserisiko. Ältere Patienten haben auch oft Schwierigkeiten, eine Teilbelastung des Beines länger einzuhalten, weil sie nicht mehr so viel Kraft in den Armen haben, um über längere Zeit an den Krücken laufen zu können. Für Patienten mit Rheuma ist die bessere Verankerung durch die zementierten Prothesenanteile von entscheidender Bedeutung für die Haltbarkeit der Endoprothese, da bei ihnen aufgrund langjähriger Cortisoneinnahme oft auch eine Osteoporose besteht.

Weitere Möglichkeiten die Prothese zu verankern bestehen darin, entweder nur den Prothesenschaft oder nur die Gelenkpfanne zu zementieren und die übrigen Teile zementfrei zu verankern. Diese Hybrid-Technik wird gewählt, wenn nur der Oberschenkelknochen oder – seltener – nur die Gelenkpfanne von unzureichender Knochenqualität ist. Der Operateur entscheidet dann individuell für jeden Patienten, ob nach der Operation bereits eine Vollbelastung möglich oder eine Teilbelastung günstiger ist.

Auf den folgenden Seiten werden Form, Funktion und Platzierung der unterschiedlichen Endoprothesen-Typen differenziert dargestellt und in einer vergleichenden Übersicht (Seite 58 f.) zusammengefasst.

▮ OBERFLÄCHENERSATZ

Ein 52-jähriger Patient berichtet...

In meinem Beruf als Außendienstler bin ich viel unterwegs und da ich im Jahr fast 60 000 Kilometer im Auto zurücklege, kommt natürlich die Bewegung zu kurz. Seit einiger Zeit merkte ich beim Ein- und Aussteigen in mein Auto, dass ich nicht mehr so beweglich war und spürte auch immer mal wieder Schmerzen in der Leistengegend. Ich hatte dann bald schon so eine Ahnung, dass mit meinen Hüftgelenken etwas nicht in Ordnung sein könnte, denn meine Mutter hatte auch schon mit Mitte 50 Arthrose an den Hüftgelenken gehabt und zwar so schlimm, dass sie seinerzeit zwei künstliche Hüftgelenken bekam. Daher hab ich schon bei meinen anfänglichen Beschwerden vermutet, dass das über kurz oder lang auch auf mich zukommen würde. Da ich aber beruflich stark eingespannt war, verdrängte ich die Schmerzen immer wieder und vermied es zunächst auch, zum Arzt zu gehen. Irgendwann waren die Schmerzen dann doch so schlimm, dass ich nach einer sehr langen Autofahrt kaum noch aus meinem Auto aussteigen konnte. Ich ging also schweren Herzens zu meinem Hausarzt, der dann nach einer Untersuchung auch ein Röntgenbild machen ließ und mir mitteilte, dass ich offenbar eine ausgeprägte Arthrose hätte. Er riet mir, mich mit einem Orthopäden in Verbindung zu setzen, der sich auf Hüftoperationen spezialisiert hatte. Das tat ich dann auch und vereinbarte einen Termin zu Untersuchung. Der Orthopäde war sehr freundlich und nahm sich recht viel Zeit, um mich zu untersuchen und begutachtete das Röntgenbild eingehend. Er befragte mich auch zu meinen Aktivitäten neben meinem Beruf, was zugegebenermaßen nicht viel ist, außer ab und an ein wenig Gartenarbeit. Er maß Verschiedenes an meinem Röntgenbild aus und erklärte mir dann, dass ich aufgrund meines noch recht jungen Alters und der Form meiner Hüftknochen gut geeignet sei, eine Hüftprothese zu bekommen, die besonders knochensparend sei. Ich sollte mir einen speziellen Oberflächenersatz implantieren lassen, dessen Teil für den Oberschenkelknochen relativ klein ist. Er zeigte mir auch eine solche Prothese und demonstrierte mir an einem Modell, wie diese am Knochen verankert wird. Der Teil der Prothese, der die Gelenkpfanne ersetzt, sei zwar genauso groß wie bei einer Standardprothese, aber der Knochenspareffekt am Oberschenkelknochen sei für mich trotzdem sinnvoll, weil ich in meinen noch relativ jungen Jahren möglicherweise noch einmal eine Wechseloperation erleben würde.

Ich bat mir einige Tage Bedenkzeit aus, vor allem auch, um mich selbst im Internet informieren zu können. Die Flut der Informationen erschlug mich aber mehr, als dass sie mir weiterhalf und so vereinbarte ich einen neuen Termin bei dem Spezialisten und gab mein Okay zur Operation, die ich dann auch so bald als möglich hinter mich bringen wollte. Alles verlief problemlos und ich war schließlich ganz erstaunt, dass ich schon wenige Tage nach der Operation sehr gut an zwei Krücken laufen konnte und fast keine Schmerzen mehr hatte. Inzwischen sind schon 6 Monate vergangen und ich bin immer noch froh, dass ich mich zu dieser Operation entschlossen habe, denn ich habe im operierten Hüftgelenk überhaupt keine Schmerzen mehr. Allerdings steht nun auch das zweite Hüftgelenk an. Ich bin aber zuversichtlich, dass auch diese Operation gut verlaufen wird!

Der hier beschriebene Fall ist recht typisch. Ein etwas über 50 Jahre alter Patient mit Schmerzen und Bewegungseinschränkungen in beiden Hüftgelenken, dessen Mutter auch Arthrose in beiden Hüftgelenken hatte. Zwar ist es (wie weiter oben beschrieben) nicht eindeutig bewiesen, dass Arthrose erblich ist, aber die Erfahrung zeigt, dass sich eine verfrüht einsetzende Arthrose in manchen Familien häuft und gewisse erbliche Komponenten somit nicht auszuschließen sind. Oft finden sich dann bei diesen (im Hinblick auf Arthrose) noch „jüngeren" Betroffenen Knochenverhältnisse, die für einen Oberflächenersatz äußerst gut geeignet sind. Das ist dann der Fall, wenn der Schenkelhals relativ lang ist und der Hüftkopf im Vergleich zum Schenkelhalsdurchmesser nicht allzu groß. Auch sollte der Kopf-Schenkelhalswinkel eher groß sein, da dies die Implantation der Endoprothese erleichtert. Anatomische Voraussetzungen, die sich recht häufig bei Männern finden. Die Besonderheit des Oberflächenersatzes ist: Es wird ausschließlich die beschädigte Oberfläche des Hüftkopfes und der Hüftpfanne ersetzt. Der Hüftkopf bleibt also noch größtenteils erhalten, ebenso der Schenkelhals und auch der Markraum des Oberschenkelknochens bleiben unangetastet, weil dort kein Prothesenschaft verankert werden muss. Somit bleiben am Oberschenkel auch die natürlichen Winkel- und Hebelverhältnisse der anatomischen Knochensituation des Patienten erhalten und der Eingriff ist aufgrund der knochensparenden Technik schonender für den Patienten, als die Implantation einer Hüfttotal-Endoprothese. Gleichwohl ist aber die künstliche Gelenkpfanne – also der Teil der Prothese, die im Beckenknochen verankert werden muss, genauso groß wie bei einer herkömmlichen Standardprothese. Der „Knochenspar-Effekt" bezieht sich also nur auf 50% des Problems.

In der Regel wird der Oberflächenersatz an der Hüfte mit der Hybrid Technik eingesetzt. Da das Teil für den Hüftkopf besonders gut verankert werden muss, wird dieses zementiert. Die Pfanne jedoch wird zementfrei eingesetzt, da es sich meist um Patienten handelt, die aufgrund ihres Alters noch eine gute Knochenstruktur haben, so dass dies möglich ist.

Der Oberflächenersatz ist ein noch recht junger Endoprothesentyp, der erst seit Kurzem (wieder) eingesetzt wird. Zwar wurden Prothesen dieser Art schon vor ca. 25 Jahren eine Zeit lang angewandt, aber man ist damals wieder davon abgekommen, da sich die Prothesen zu früh gelockert haben. Aus heutiger Sicht weiß man, dass es vor allem am Design der Endoprothesen lag und an den weniger stabilen Materialien (besonders dem Knochenzement), die verwendet wurden. So sind denn auch die heute verwendeten Prothesen hinsichtlich Material und Design deutlich verbessert und die Knochenzemente, die nun eingesetzt werden, sind wesentlich standfester. Dennoch ist zu bedenken, dass es für diesen Endoprothesentyp noch keine Langzeitergebnisse gibt. Somit ist noch nicht gesichert, dass die Oberflächenprothesen ebenso gute Standzeiten haben wie Standardprothesen. Nichts desto trotz sind die bisherigen Ergebnisse und Erfahrungswerte sehr viel versprechend und die Patienten, denen ein Oberflächenersatz implantiert wurde, sind schnell wieder auf den Beinen und können in der Regel wieder sehr aktiv sein.

Für eine ausgewählte Gruppe von Patienten, bei denen die oben genannten anatomischen Voraussetzungen gegeben sind, kann diese Endoprothese das optimale Implantat sein. Ob dies auch in Ihrem Fall so ist, kann nur Ihr Orthopäde entscheiden, mit dem Sie sich ausgiebig über die in Ihrem Fall möglichen Vor- und Nachteile beraten sollten.

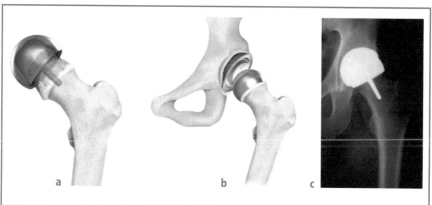

Abb. 12 a–c Implantationstechnik Oberflächenersatz und Röntgenbild.
a, b Copyright: DePuy

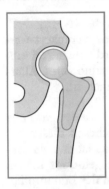

▮ KURZSCHAFTENDOPROTHESE

Ein 52-jähriger Patient berichtet...

Arthrose scheint irgendwie in unserer Familie zu liegen. Meine Mutter musste sich schon künstliche Hüftgelenke implantieren lassen und auch mein älterer Bruder hat vor einigen Jahren ein künstliches Hüftgelenk eingesetzt bekommen. So habe ich selbst auch schon länger damit gerechnet, dass Arthrose wohl auch mal auf mich zukommen würde und war innerlich schon darauf vorbereitet. Ich hatte mich auch immer mal wieder im Internet über Arthrose und die Arthrosebehandlung informiert und als es dann vor einigen Jahren tatsächlich auch bei mir mit den schon recht heftigen Schmerzen losging, habe ich mich gleich von meinem Hausarzt zu einem Orthopäden überweisen lassen. Er untersuchte mich auch sehr differenziert und natürlich wurde auch ein Röntgenbild gemacht. Auf dem war aber – sehr zu meinem Erstaunen – noch nicht viel Schlimmes zu sehen, obwohl doch meine Schmerzen schon recht stark waren Der Orthopäde riet mir deshalb dazu, zunächst eine Gelenkspiegelung durchführen zu lassen, und da ich dazu auch schon eine Menge Positives bei meinen Recherchen im Internet gefunden hatte, stimmte ich seinem Vorschlag gleich zu. Kurze Zeit später ließ ich mich also arthroskopisch operieren und tatsächlich brachte mir die Operation eine deutliche Schmerzlinderung, vor allem in den ersten Monaten. Dass die Schmerzen nicht vollständig verschwunden waren, konnte ich akzeptieren, denn darauf hatte mich der Orthopäde auch vorbereitet. Ich kam aber im Alltag insgesamt viel besser zurecht und für die folgenden eineinhalb Jahre blieb es auch so.

Dann ging es wieder los mit den heftigen Schmerzen in der Hüfte. Ich wachte nachts auf, wenn ich mich umdrehen wollte und musste nicht nur für die Nacht sondern auch tagsüber immer häufiger Schmerztabletten einnehmen. Außerdem bemerkte ich, dass ich immer unbeweglicher wurde und mir ganz normale Alltagsbewegungen – zum Beispiel das Aufstehen aus einem Sessel – immer schwerer fielen. Ich ging also wieder zu meinem Orthopäden, der wieder ein Röntgenbild machen ließ und gleich beim ersten Blick darauf sagte, dass die Arthrose inzwischen deutlich zugenommen habe und der Zeitpunkt für eine

Operation nun wohl nicht mehr allzu fern sei. Da ich in meinem Beruf als selbständiger Automechaniker gerade in einer beruflich etwas ruhigeren Phase war, entschloss ich mich sofort, mir ein künstliches Hüftgelenk einsetzen zu lassen. Mein Orthopäde, der solche Operationen selbst durchführt, erklärte mir vorab alles bis ins kleinste Detail und empfahl mir dann, mir eine Kurzschaftprothese einsetzen zu lassen. Diese sei deutlich knochensparender als eine Standardprothese, und ein Oberflächenersatz käme für mich nicht infrage, da meine „knöcherne Anatomie" nicht dafür geeignet sei. Ich vertraute auf seine Erfahrung, ließ mir die Kurzschaftprothese einsetzen und bereits 6 Wochen nach der Operation konnte ich schon wieder gut ohne Krücken laufen. Insgesamt bin ich sehr zufrieden mit dem Erfolg der Operation aber auch mit der guten Beratung meines Orthopäden, die mir bei meiner Entscheidung sehr geholfen hat.

Ähnlich wie im vorab beschriebenen Fall des implantierten Oberflächenersatzes lässt auch die hier geschilderte Krankengeschichte die Vermutung zu, dass der Patient wegen einer familiären Vorbelastung schon zu einem recht frühen Zeitpunkt an Arthrose erkrankt ist. Aufgrund des relativ unauffälligen Röntgenbefundes bei gleichzeitig doch recht ausgeprägter Schmerzhaftigkeit war es auf jeden Fall die richtige Entscheidung, im Rahmen einer Arthroskopie in seinem Gelenk „nach dem Rechten zu sehen" und eine Knorpelglättung durchzuführen. Dies verspricht immer dann Erfolg, wenn die Patienten noch relativ jung und die Schäden am Gelenk noch nicht zu gravierend sind und wenn kein ausgeprägtes Übergewicht besteht. Dann lässt sich das Fortschreiten der Erkrankung noch eine Weile heraus zögern, was – wie im hier beschriebenen Fall – dem Patienten noch eineinhalb Jahre ohne Gelenkersatz beschert hat. Richtig beraten wurde er auch damit, sich bei der dann schließlich doch notwendig gewordenen Prothetik-Operation eine Kurzschaftprothese einsetzen zu lassen.

Wie schon die Bezeichnung Kurzschaftendoprothese vermuten lässt (und die Abbildung zeigt), ist dies ein Gelenkersatz, bei dem der Teil der Prothese, der im Oberschenkelknochen verankert wird, nur einen relativ kurzen Schaft hat. Im Unterschied zum Oberflächenersatz werden bei der Kurzschaftprothese allerdings Hüftkopf und der Schenkelhals vollständig durch Prothesenteile ersetzt und die künstliche Hüftpfanne wird in der üblichen Technik implantiert. (siehe hierzu Standardendoprothese, Seite 47). Alle Teile werden in der Regel zementfrei verankert. Unabdingbare Voraussetzung für die spätere Platzhaltigkeit und Stabilität der Prothese ist allerdings eine optimale Knochenqualität, ohne Hinweise auf eine bereits bestehende Osteoporose sowie stabile Muskeln und Sehnen. Darüber hinaus sollte der ursprüngliche Schenkelhals weder zu stark noch zu schwach gebogen sein, weil ansonsten eine optimale Implantation nicht gewährleistet werden kann.

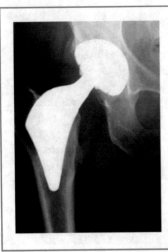

Abb. 13 Kurzschaftendoprothese Proxima.
Copyright: DePuy

Aufgrund ihres besonderen Prothesendesigns kann die Kurzschaftprothese, sehr knochensparend implantiert werden, denn der Markraum im Schaft des Oberschenkelknochens wird bei dieser Operation nur geringfügig eröffnet. Daher eignet sich auch die Kurzschaftprothese besonders für noch relativ junge Menschen mit noch stabilen Knochen, die im weiteren Verlauf ihres Lebens damit rechnen müssen, dass ihr künstliches Gelenk einmal gegen ein Neues ausgetauscht werden muss. Tritt dieser Fall ein, sind die Vorbedingungen für die Wechseloperation aufgrund der zunächst implantierten Kurzschaftprothese günstiger, weil bei der Erstoperation nur ein geringer Knochenverlust entstanden ist.

Kurzschaftendoprothesen werden erst seit einigen Jahren implantiert, so dass auch für diesen Prothesentyp noch keine Langzeitergebnisse vorliegen können. Da die Häufigkeit der Implantationen aber kontinuierlich zunimmt, sammeln die Kliniken auch zunehmend mehr Informationen zur Haltbarkeit und Komplikationsrate von Kurzschaftprothesen. Die ersten, derzeit verfügbaren Ergebnisse zu diesem Prothesentyp sind vielversprechend. In den Nachuntersuchungen schneiden Kurzschaftprothesen etwa genauso gut ab, wie zementfreie Standardprothesen und die Patienten sind gleichermaßen zufrieden, haben aber den Vorteil, dass am Oberschenkel weniger Knochensubstanz verloren gegangen ist. Sollten auch Sie zur Gruppe der noch jüngeren Patienten mit Arthrose des Hüftgelenks gehören, kann die Kurzschaftprothese eine gute Alternative sein. Dies gilt allerdings nur dann, wenn Sie

▶ kein Übergewicht haben!
▶ nicht an Osteoporose leiden!
▶ Oberschenkelknochen und Schenkelhals nicht atypisch geformt sind!

▍ STANDARDENDOPROTHESE

_____ **Eine 67-jährige Patientin berichtet...** _____

Als ich zum ersten Mal Schmerzen in meinen Hüftgelenken hatte, war ich ungefähr 57 Jahre alt. Im Verlauf der dann folgenden 10 Jahre kamen die Schmerzen dann immer häufiger und wurden auch immer intensiver. Ich glaube, das hat auch daran gelegen, dass wir bei uns zu Hause meine Schwiegermutter aufgenommen hatten, die seit einem Schlaganfall ein Pflegefall war. Dies bedeutet für mich natürlich eine große – auch körperliche – Belastung, denn besonders das Heben und Drehen meiner Schwiegermutter war so anstrengend, dass ich währenddessen kaum unterscheiden konnte, was mir mehr weh tat, mein Rücken oder meine Hüften. Wenn ich die Schmerzen gar nicht mehr aushalten konnte, nahm ich eine Schmerztablette, und natürlich ging ich auch mal zu meinem Hausarzt. Er ließ Röntgenbilder machen und erklärte mir dann, dass ich Arthrose an beiden Hüftgelenken hätte und dass man da, außer Schmerzmittel zu nehmen, wohl nichts machen könne. Ich sollte erst mal abwarten. Irgendwann müsste ich mir wohl ein künstliches Hüftgelenk einpflanzen lassen, er würde mir jedoch davon abraten, es würde bei der Operation viel Knochen entfernt und die Haltbarkeit solcher Gelenke sei auch nicht gut und er würde auch mehrere Patienten kennen, die trotz eines neuen Hüftgelenks weiterhin Schmerzen hätten.

So tat ich dann, was er mir geraten hatte. Ich wartete ab, riss mich zusammen und tat – außer Tabletten schlucken – nichts für meine schmerzenden Hüftgelenke. Erst nachdem meine Schwiegermutter vor 2 Jahren starb und ich wieder mehr Zeit für mich und auch zum Zeitung lesen hatte, wurde das Thema „Künstliche Hüftgelenke" wieder interessant. Ich stieß eines Tages auf einen ausführlichen Zeitungsartikel zur Arthrose des Hüftgelenks, der mir sehr viel Mut machte. So bin ich dann endlich, nach 10 Jahren mit Schmerzen, zu einem Facharzt für Orthopädie gegangen. Es wurden neue Röntgenbilder gemacht und nachdem ich sehr differenziert befragt und untersucht wurde meinte der Orthopäde: „Schade, dass Sie erst jetzt gekommen sind. Ein paar Jahre früher hätte man Ihnen sicher noch mit einer Arthroskopie an der Hüfte helfen können. Jetzt ist Ihre Arthose dafür schon zu weit fortgeschritten". Sogar ich konnte auf den Röntgenbildern erkennen, dass der Gelenkspalt ganz schmal und der Hüftkopf an beiden Hüftgelenken schon nicht mehr ganz rund war. Schließlich klärte mich der Arzt über die Möglichkeiten der modernen Hüft-Endoprothetik auf, und was ich da hörte entsprach auch dem, was ich in der Zeitung gelesen hatte. Ich entschloss mich zur Operation und ließ mir zunächst am schlimmeren, rechten Hüftgelenk eine Standardprothese einsetzen. Man hatte mir zwar gesagt, dass es auch noch andere, „kleinere" Prothesen gäbe, aber die kamen für mich nicht mehr infrage. Da war ich Jahre zu spät dran. Da die Operation an der rechten Seite ein voller Erfolg war und ich bereits kurz nach der Reha wieder sehr gut gehen konnte, entschloss ich mich bald dazu, auch das linke Hüftgelenk operieren zu lassen. Ich habe es noch keine Minute bereut. Die Operationen sind jetzt 1 Jahr her und mein Mann und ich waren kürzlich zum Wandern in den Alpen. Es war herrlich, bergauf und bergab und endlich wieder ohne Schmerzen mit ihm unterwegs zu sein.

Die von der Patientin geschilderte, unnötig langwierige Krankengeschichte macht deutlich, dass sich die folgenden Fakten leider immer noch nicht bei allen Ärzten herumgesprochen haben:

▶ das schnelle Fortschreiten einer Arthrose kann abgebremst werden!

▶ die Implantation eines künstlichen Hüftgelenks ist an dafür spezialisierten Zentren eine Routineoperation!

▶ der Knochenverlust ist nie größer als unbedingt nötig!

▶ Hüftgelenkprothesen sind sehr langlebig!

▶ die Patienten sind weit überwiegend sehr zufrieden!

Eine Voraussetzung für die spätere optimale Funktion des künstlichen Hüftgelenks sind lediglich stabile Muskeln und Sehnen, die das Gelenk stabilisieren, damit keine Luxation auftritt. Wenn dies gegeben ist und die Patienten bewusst und aktiv an Ihrer physiotherapeutischen Nachbehandlung mitwirken, ist es – wie im hier beschriebenen Fall – auch relativ problemlos möglich, innerhalb kurzer Zeit zwei künstliche Hüftgelenke nach einander zu implantieren.

Wenn also bei Ihnen eine Arthrose des Hüftgelenks diagnostiziert wurde, lassen Sie sich nicht einreden, dass „man da nichts machen könne". Lassen Sie sich auf jeden Fall in einer orthopädischen Praxis untersuchen und beraten. Dort kann man am besten einschätzen, welche Therapie Ihnen helfen kann und wann der Zeitpunkt für welche Operation gekommen ist. Oft lässt sich durch eine rechtzeitig durchgeführte Arthroskopie die Implantation eines künstlichen Hüftgelenks noch hinauszögern (siehe hierzu auch Seite 30 ff.). Leider wird aber – wie im hier geschilderten Fall – diese Chance oft vertan, so dass die Arthrose dann ungehindert fortschreiten kann. Hätte die Patientin früher fachärztlichen Rat gesucht, wären ihr sicher viele Schmerzen erspart geblieben.

Aufgrund Ihres Alters und ihrer bereits sehr ausgeprägten Arthrose beidseits wurden der Patientin – in relativ kurzem zeitlichen Abstand – zwei Standardendoprothesen eingesetzt. Diese auch Hüfttotalendoprothesen genannten künstlichen Hüftgelenke werden in Deutschland weit überwiegend implantiert. In Zahlen ausgedrückt bedeutet dies: 85–90 % aller Patienten werden standardmäßig mit einer solchen Hüfttotalendoprothese versorgt. Oberschenkelkopf und Oberschenkelhals werden durch die Prothese vollständig ersetzt und der – im Vergleich zur Kurzschaftprothese – längere Schaft wird verhältnismäßig tief im Markraum des Oberschenkelknochens verankert. Um die künstliche Gelenkpfanne im Beckenknochen zu fixieren, wird (wie bei allen Hüftprothesen, egal welchen Typs) in der Regel mit der Press-fit-Methode gearbeitet. Dazu wird im Beckenknochen eine kreisrunde Vertiefung ausgefräst, die minimal kleiner ist, als die zu implantierende Pfanne. Die Gelenkpfanne wird nun in die Vertiefung gepresst, es entsteht eine Ringspannung, durch die sich die Pfanne verklemmt. Sie kann einwachsen, ohne weitere Fremdmaterialien für ihre Befestigung zu verwenden. Sie wird also, ebenso wie der Schaft, zementfrei eingesetzt, wenn die Knochensituation es ermöglicht. Eine andere zementfreie Methode, die aber weniger häufig eingesetzt wird, ist die sog. Schraubpfanne, die ein Gewinde hat, welches nach dem Fräsen der kreisrunden Vertiefung in den Beckenknochen eingeschraubt wird.

Für den Fall, dass das knöcherne Lager nicht geeignet ist, eine zementfreie Prothese aufzunehmen (z. B. bei Osteoporose oder sehr weicher Knochenstruktur) sollte das Implantat zementiert verankert werden. Je nach Situation kann auch nur die Pfanne oder nur der Schaft zementiert werden (Hybrid-Technik, siehe hierzu auch Seite 40).

Die zementfreie Implantation erfordert eine Teilbelastung des Beines für die Dauer von 6 Wochen, damit die Prothese auch gut einwachsen kann. Für die Patienten bedeutet das: 6–8 Wochen mit Unterarmgehstützen laufen.

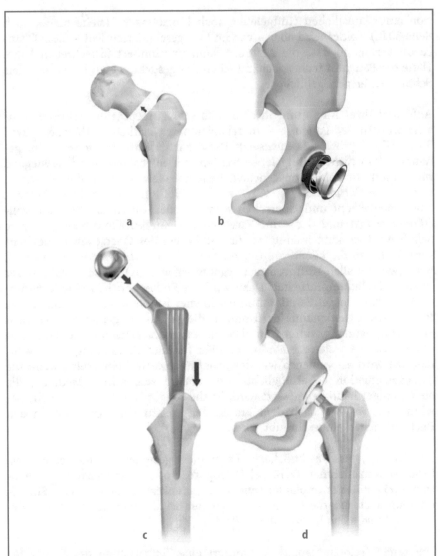

Abb. 14 Op-Technik Standardendoprothese. **a** Oberschenkelkopf und -hals werden abgetrennt. **b** Fixierung der künstlichen Gelenkpfanne im Beckenknochen. **c** Verankerung des Schafts im Markraum des Oberschenkelknochens. **d** Hüftkopf sitzt passgenau in der Gelenkpfanne. **a–d** Copyright: DePuy

▍ REVISIONSSCHAFT

_____ Eine 76-jährige Patientin berichtet... _____

Vor 14 Jahren hatte ich mir in einer Spezialklinik ein künstliches Hüft-gelenk implantieren lassen. Ich war extra einige 100 Kilometer gefahren, um in dieser Klinik operiert zu werden, denn damals war deren Abtei-lung für Endoprothetik des Knie- und Hüftgelenks eine der bekanntes-ten und besten weit und breit. Ich bin dann auch sehr viele Jahre sehr gut mit meinem künstlichen Hüftgelenk zurechtgekommen und habe fast gar nicht gemerkt, dass ich ein künstliches Gelenk in meinem Körper hatte. Irgendwann aber fing es dann an, in meinem Oberschen-kel weh zu tun. Ich habe mir dabei zunächst nicht sehr viel gedacht, denn das Alter bringt ja alle möglichen Zipperlein mit sich und so habe ich dem Schmerz nicht allzu viel Gewicht beigemessen. Als dann mein Mann gestorben ist, rückten durch meine Trauer diese Schmerzen noch weiter in den Hintergrund und ich war auch erst einmal mit ganz ande-ren Dingen beschäftig. Ich bin dann regelmäßig bei meinen Kindern ge-wesen und habe mich so langsam wieder von der Trauer erholt. Die Schmerzen im Oberschenkel machten sich dann auch wieder deutlicher bemerkbar. Sie sind immer dann aufgetreten, wenn ich z.B. aus einem Sessel aufgestanden bin oder mich mal fester mit dem Bein abstützen musste. Auch konnte ich auf dem betroffenen Bein nicht mehr so gut stehen und ich hatte auch den Eindruck, dass das Bein etwas kürzer ge-worden war, was ich vorher nicht bemerkt hatte. Auf Drängen meiner Kinder, die sehr um mich besorgt waren, bin ich dann doch einmal zu einem Orthopäden gegangen. Er untersuchte mich genau und fertigte dann ein Röntgenbild an. Nachdem er sich das Röntgenbild sehr genau betrachtet hatte, untersuchte er mich noch einmal. Dabei rüttelte er an meinem Bein und drehte es auch, was beides sehr weh tat und genau den Schmerz verursachte, den ich schon kannte. Meine Reaktionen auf seine Dreh und Rüttelaktionen sowie Veränderungen, die er auf dem Röntgenbild entdeckt hatte ließen ihn dann vermuten, dass sich der Schaft meiner Prothese wohl gelockert habe. Der Schaft sei auch etwas tiefer in den Knochen eingesunken und daher sei es auch ganz logisch, dass nun mein Bein kürzer sei. Um noch genauer zu erkennen, was mit meiner Hüfte los war, riet er mir dazu, eine Skelettszintigrafie durchführen zu lassen. Kurze Zeit später ließ ich diese Untersuchung auch machen. Mir wurde zunächst ein Medikament in die Vene gespritzt und danach wurde ich mehrfach geröntgt, was insgesamt einige Stunden dauerte. Der Befund bestätigte dann auch den Verdacht des Orthopäden. Mein Prothesenschaft war locker.

Mein Orthopäde schickte mich nun zu einer Klinik, die sehr viel Erfahrung mit Wechseloperationen hat. Dort wurde ich wieder genau untersucht, der Oberarzt schaute sich alle Befunde genau an und sagte mir dann, dass er mir empfehlen würde, den gelockerten Prothesenschaft ausbauen und durch einen neuen Schaft ersetzen zu lassen. Er erklärte mir sehr genau die notwendige Operation, aber auch die Risiken, und da machte ich mir schon Sorgen, denn mein Herz ist nicht mehr so ganz gesund. Der Oberarzt beruhigte mich aber, und so stimmte ich der vorgeschlagenen Operation zu und vereinbarte einen Termin. Als ich die Operation dann hinter mich gebracht hatte, spürte ich anfänglich schon ziemlich heftige Schmerzen, aber die ließen sich dann gottlob recht gut und auch schnell mit Medikamenten in Zaum halten. Ich kam zunächst auch nur langsam und mit Hilfe auf die Beine, schließlich bin ich ja ohnehin nicht mehr die Allerjüngste. Noch in der Klinik, in der ich operiert wurde, kam täglich eine Physiotherapeutin und half mir dabei, das Gehen wieder „neu" zu lernen. Langsam und vorsichtig, aber Schritt für Schritt, ging es stetig besser mit dem Laufen, und als ich schließlich in der Rehaklinik ankam, kam ich insgesamt schon gut klar. Natürlich musste ich immer noch an Krücken laufen, aber etwa 8 Wochen nach der Operation konnte ich kleine Wege auch schon „ohne" gehen. Nach etwa 10 Wochen konnte ich die Krücken dann endgültig in die Ecke stellen. Meine Schmerzen im Oberschenkel sind verschwunden und so bin ich natürlich sehr zufrieden mit dem Ergebnis. Hoffentlich hält die Prothese nun wieder recht lange.

Die von der Patientin geschilderten, allmählich zunehmenden Schmerzen im Oberschenkel (nicht in der Hüfte!) sowie ihr Eindruck, nun auf unterschiedlich langen Beinen zu laufen, sind bereits recht eindeutige Hinweise darauf, dass eine Auslockerung ihrer Endoprothese eingetreten ist. Wenn die Prothese bereits mehr als 14 Jahre im Körper ist, ist dies auch nicht ungewöhnlich, obgleich für die betroffenen Patienten bedauerlich. Zwar hat die kontinuierliche Weiterentwicklung und Verbesserung der Implantate und ihrer Werkstoffe dazu beigetragen, dass die Hüftgelenkendoprothesen heutzutage deutlich länger exakt dort und exakt so mit ihrem knöchernen Umfeld verbunden bleiben, wie sie einmal eingesetzt wurden. Trotzdem aber ist ihre Platzhaltigkeit nicht von unbegrenzter Dauer, und so ist ihre Auslockerung nach wie vor das größte Problem in der Endoprothetik des Hüftgelenks.

Zu Auslockerungen kommt es deshalb, weil durch die künstlichen Gelenk-anteile trotz bester Gleiteigenschaften immer ein wenig Abrieb entsteht. Das heißt: mikroskopisch kleine Partikel von der Oberfläche des Implanta-tes lösen sich im Laufe der Zeit ab, lagern sich im Gewebe des Hüftgelenks ein und bewirken dort eine Entzündungs- und Abwehrreaktion des Kör-pers. Diese Entzündungsreaktion spielt sich speziell an der Grenzfläche vom Knochen zum Implantat ab. Durch die Ansammlung von Entzün-dungszellen bilden sich Membranen, die sich sukzessive zwischen das Im-plantat und den Knochen schieben und somit im Laufe der Jahre eine Lo-ckerung der Prothese bewirken. Die Entwicklung immer besserer Werkstof-fe mit immer geringeren Abriebsmengen hat zwar dazu beigetragen, dass die Membranbildung weniger stark und später einsetzt, vollständig aus-schalten lässt sich dieser Prozess bislang jedoch nicht. So muss – wenn sonst alles normal verläuft – nach etwa 15–20 Jahren mit einer Lockerung der Prothese gerechnet werden (siehe hierzu auch *Haltbarkeit*, Seite 60 ff.). Diese tritt dann meist im Bereich des Prothesenschaftes oder im Bereich der Gelenkpfanne auf. Es gibt auch die Fälle, wo beide Anteile gelockert sind.

Im hier geschilderten Fall hat die Entzündungsreaktion an der Knochen-Implantatgrenze eine Unterhöhlung des Knochens bewirkt, was letztlich zu einer Schwächung des Fundamentes des Prothesenschaftes geführt hat. Durch diese mechanische Schwachstelle lockerte sich der Schaft allmählich, und durch die Schwingungen, die dadurch im Gelenk auftreten, wurde je-der Schritt schmerzhaft. Typisch für eine Schaftlockerung sind vor allem die von der Patientin geschilderten Schmerzen im Oberschenkel, besonders auch bei Drehbewegungen. Eine Schaftlockerung lässt sich meist im Rönt-genbild erkennen. Sind die Röntgenbefunde nicht absolut eindeutig, sollte zusätzlich eine Skelettszintigrafie durchgeführt werden. Bei dieser Unter-suchung wird ein radioaktiver Marker über die Vene in den Körper inji-ziert, der sich dann typischerweise dort im Körper anlagert, wo ein er-höhter Knochenstoffwechsel stattfindet. Diese Umbauvorgänge lassen sich bei der dann folgenden Röntgenuntersuchung auffinden, und so kann mit hoher Treffsicherheit eine Prothesenlockerung entdeckt werden. Der radio-aktive Marker wird anschließend über den Urin wieder ausgeschieden und führt dem Körper keinen Schaden zu.

Bei einer Revisions-Operation (auch „Wechsel-Operation") wird zunächst genau geprüft, welche Prothesenanteile locker sind oder nicht (siehe hierzu auch Seite 55 ff.). Wenn – wie im hier geschilderten Fall – nur der Schaft locker ist, wird in der Regel auch nur der Schaft ausgetauscht. Zunächst muss dieser möglichst schonend, mit so wenig Knochenverlust wie möglich, entfernt werden. Dazu wird der Schaft, der in der Regel nicht komplett locker ist, sondern in Teilbereichen noch fest mit dem Knochen verbunden, mit einem speziellen Instrument unterfahren und dann aus-geschlagen. Im weiteren Verlauf wird dann die Festigkeit der Knochen überprüft und entsprechend der festgestellten anatomischen Gegebenheiten ein Revisionsschaft ausgewählt und optimal angepasst. Es stehen verschieden Schäfte zur Auswahl, die sich entweder hinsichtlich ihrer Länge unterscheiden oder danach, ob sie zementfrei oder zementiert verankert werden. In der Regel wird ein – im Vergleich zur ursprünglichen Prothese – längerer Schaft eingesetzt, weil damit eine bessere Stabilität im bereits angegriffenen Knochenlager erreicht werden kann. Bei der Operation wird darauf geachtet, dass eine optimale Verankerung der neuen Prothese gewährleistet ist und vor allem, dass beide Beine wieder gleich lang werden. Allerdings kann das nicht immer gelingen, so dass in seltenen Fällen das operierte Bein auch einmal ein paar Millimeter länger wird als vorher. Dies ist in der Regel dann der Fall, wenn die hüftumgreifende Muskulatur nicht mehr genügend Spannung hat, um den Hüftkopf in der Pfanne zu halten. Dann muss die Spannung über eine geringfügige Verlängerung des Beines erreicht werden.

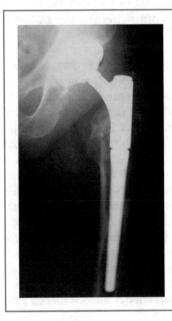

Abb. 15 Revisionsschaft, zementfrei verankert

Wenn Sie bereits seit mehr als 14–15 Jahren eine Hüftgelenksprothese haben und unter ähnlichen Beschwerden leiden wie hier geschildert, sollten Sie auf jeden Fall einen Facharzt aufsuchen und abklären lassen, ob eventuell eine Auslockerung Ihrer Prothese stattgefunden hat. Lassen Sie sich möglichst zeitnah helfen, auch wenn eine „Revision" für Sie gleichbedeutend ist mit „Operation" und „Reha". Sie werden schmerzfreie Beweglichkeit und damit erneut eine Menge Lebensqualität zurückgewinnen.

▪ REVISIONSPFANNE

——— **Eine 63-jährige Patientin berichtet...** ———

Wie ich heute weiß, sind die Knochen meiner beiden Hüftgelenke schon immer nicht so gewesen, wie sie eigentlich sein sollten. Ich hätte eine „Hüftdysplasie", und zwar wohl schon von Geburt an- so erklärte man mir – und man hätte das damals vermutlich übersehen. 45 Jahre lang bin ich trotzdem gut mit meinen „unnormalen" Hüftgelenken klargekommen und konnte auch alles machen. Dann aber ging es los mit den Schmerzen, die ich vor allem in der Leistengegend auf beiden Seiten deutlich spürte. Ich versuchte damals noch alles Mögliche, um die Schmerzen loszuwerden: Schmerzmittel, Krankengymnastik und Akupunktur. Auf Dauer half aber leider nichts. Also kam erst die rechte und dann die linke Seite zur Operation dran und ich erhielt auf beiden Seiten künstliche Hüftgelenke. Der Arzt, der mich operiert hatte, sagte mir damals, dass die Operation aufgrund der Dysplasie und der dadurch „besonderen" Form meiner Gelenkpfanne sehr schwierig war und er nun froh sei, dass die Pfanne überhaupt gehalten habe. Ich konnte mir das nicht so recht vorstellen und war einfach froh, dass die Operation vorbei war. Ich hatte fast keine Schmerzen mehr und konnte eigentlich wieder sehr gut laufen. Dies blieb so bis vor einem Jahr. Dann fingen rechts wieder Schmerzen in der Leiste an, die ab und an auch nachts auftraten. Ich muss zugeben, dass ich die Schmerzen zunächst eher ignorierte. Ich nahm einfach immer mal wieder Schmerztabletten und versuchte so über die Runden zu kommen. Irgendwann merkte ich aber, dass auch meine Beweglichkeit immer schlechter und eines meiner Beine auch ein wenig kürzer wurde. Bemerkt habe ich das an den Hosenbeinen. Das eine stand mehr auf dem Schuh auf als das andere. Auch hinkte ich zunehmend, wie mein Mann mit sagte. Ich war schon etwas erschrocken, als ich das feststellte und entschloss mich dann doch, zum Orthopäden zu gehen. Ich wurde dort sehr genau zu meinen Schmerzen befragt, dann untersucht und geröntgt. Als mir der Arzt das Röntgenbild zeigte, erkannte sogar ich sofort, dass mit der Gelenkpfanne etwas nicht in Ordnung war. Sie war irgendwie gewandert, stark verkippt und hatte sich tief in den Knochen eingegraben. Die Pfanne sei gelockert und deshalb gewandert, erklärte mir der Orthopäde, sie müsse gewechselt werden und die Operation würde wohl recht aufwendig werden.

Meine nächste Station war nun eine orthopädische Fachklinik, wo man mich nochmals genau untersuchte und mir dann auch den Rat gab, die Gelenkpfanne auswechseln zu lassen. Obwohl ich das ja im Prinzip schon vorher wusste, war das zunächst ein Schock für mich. Ich hatte es zwar „im Hinterkopf" immer schon geahnt, dass irgendwann einmal wieder ein Operation fällig sein würde, aber ich hatte die Gedanken daran immer gut verdrängt. Trotzdem sah ich ein, dass eine Wechseloperation nötig war und so ließ ich es denn auch geschehen. Der Eingriff verlief erfolgreich, allerdings tat ich mich nach der Operation doch ein wenig schwer. Dies lag auch daran – wie man mir erklärte – dass über die Zeit recht viel Knochen verloren gegangen und daher ein „Aufbau" der Pfanne notwendig geworden war. Daher – so beruhigte man mich – sei es ganz normal, wenn in so einem Fall nach einer Wechseloperation die Rehabilitation länger dauern würde. Inzwischen sind 4 Monate vergangen und ich bin jetzt nahe daran, wieder all das machen zu können, was vor der Lockerung der alten Prothese möglich war. Also bin ich sehr zufrieden und froh, dass der „Austausch" der Gelenkpfanne so gut geklappt hat.

Wenn eine seit vielen Jahren implantierte Hüftgelenkendoprothese nicht mehr optimal funktioniert, kann dies auch durch Veränderungen im Bereich der Gelenkpfanne verursacht werden. Hierfür gibt es im Wesentlichen zwei Ursachen. Zum einen können Abnutzungserscheinungen am Polyethylen-Inlay der künstlichen Gelenkpfanne der Grund sein für die stetig zunehmenden Schmerzen und Bewegungseinschränkungen, weil der Hüftkopf sich dann nicht mehr in seiner optimalen Position bewegen kann, sondern statt dessen dezentriert. Zum anderen kann es aufgrund der jahrelangen Belastungssituation passieren, dass die implantierte Hüftpfanne wandert und sich – wie im hier beschriebenen Fall – regelrecht in den Beckenknochen eingräbt. Ob die Probleme mit Abnutzungserscheinungen am Inlay zusammenhängen, kann mit Hilfe eines Röntgenbildes zweifelsfrei geprüft werden. Ist dies der Fall, sollte frühzeitig eine Wechseloperation geplant werden, bei der dann lediglich das abgenutzte Inlay gegen ein neues ausgetauscht wird. Ein relativ „einfaches" Verfahren also, das im Prinzip mit einem Reifenwechsel beim Auto vergleichbar ist: Ist das Profil abgefahren, wird der alte Reifen entsorgt und ein neuer aufgezogen.

Ist die Gelenkpfanne gewandert, bewirkt dies – wie von der Patientin geschildert – nicht nur Schmerzen, sondern auch eine Verkürzung des Beins und eine deutliche Verschlechterung der Beweglichkeit. Letzteres kann dadurch eintreten, dass durch die Wanderung der Gelenkpfanne der Ober-

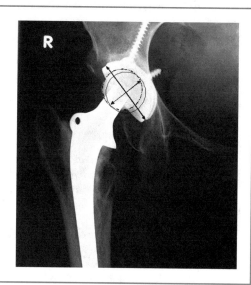

Abb. 16 Aufgebrauchtes Inlay; dezentrierte Pfanne

schenkelknochen nun am Rand des Beckenknochens anstößt und dadurch gebremst wird. Oft geht dieser Schaden im Bereich der Gelenkpfanne auch mit einem ausgeprägten Knochenverlust einher, so dass für die neu zu implantierende Pfanne keine tragfähige Basis mehr vorhanden ist. Deshalb wird bei Patienten, die solch einen ausgeprägten Knochenverlust haben, der Defekt behoben und ein neues Fundament aufgebaut. Dies gelingt in der Regel sehr gut mit einer so genannten Abstützschale. Diese wird in den Beckenknochen eingepasst und mit Schrauben am Beckenknochen fixiert. Anschließend kann man die Schale mit Spenderknochen unterfüttern, der sich dann wieder zu körpereigenem Knochen umbaut. In diese Abstützschale muss dann eine Pfanne einzementiert werden. So wird einerseits die Beinverkürzung ausgeglichen und anderseits der Knochendefekt behoben. Diese neu implantierte Pfanne kann dann mit dem verbliebenen Schaft und einem neuen Kopf wieder gut funktionieren.

Bei einer Revisionsoperation muss also nicht immer das gesamte Gelenk ausgebaut werden. Vielmehr kann entsprechend dem jeweiligen Stadium der Problematik nur der Anteil entfernt werden, der auch wirklich gelockert ist. Das hat den Vorteil, dass die notwendigen Operationen für die Patienten weniger belastend sind, weil sie so klein wie möglich gehalten werden.

■ Künstliche Hüftgelenke im Überblick

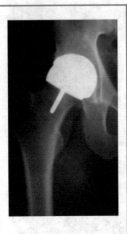

- ► Jüngere Patienten
- ► Hüftkopfdurchmesser relativ klein
- ► Oberschenkelhals relativ lang
- ► Winkel Kopf zu Schenkelhals relativ groß

Oberflächenersatz
*Am Hüftkopf wird nur wenig Gelenkfläche
abgetragen, Schenkelhals bleibt erhalten
Markraum bleibt unangetastet*

- ► Sehr geringer Knochenverlust
- ► Winkel- und Hebelverhältnisse unverändert
- ► Patienten schneller wieder mobil

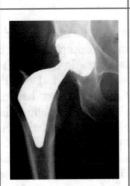

- ► Jüngere Patienten, optimale Knochenqualität
- ► Kein Überlastungsrisiko durch Übergewicht
- ► Normal geformter Schenkelhals

Kurzschaftendoprothese
*Oberschenkelkopf wird entfernt, der Schenkel-
hals nur minimal angetastet, der Markraum
im Schaft nur geringfügig beansprucht*

- ► Wenig Knochenverlust im Oberschenkelbereich

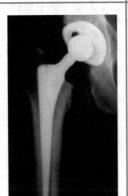

- ► Prinzipiell alle Patienten, auch mit Osteoporose
- ► Stabile Muskeln und Sehnen sind vorteilhaft

Standardendoprothese
*Oberschenkelkopf und – schenkelhals werden
entfernt, Markraum im Schaft wird zur
Verankerung der Prothese genutzt*

- ► optimale Stabilität und Platzhaltigkeit
- ► auch bei schlechter Knochenqualität einsetzbar

▊ Künstliche Hüftgelenke im Überblick

► Beinverkürzung

► Pfannenlager noch stabil

► Prothesenschaft gelockert

► Knochenlager angegriffen

Revisionsschaft
Gelockerter Schaft wird entfernt,
neuer, verlängerter Schaft eingesetzt

► Beinverkürzung wird ausgeglichen

► Beweglichkeit wieder hergestellt

► Wieder schmerzfreie Belastbarkeit

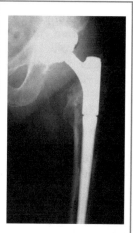

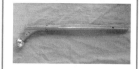

► Beinverkürzung

► Prothesenschaft stabil

► Pfanne gelockert/gewandert

► Ausgeprägter Knochenverlust

Revisionspfanne
Gelockerte Pfanne wird entfernt,
neue Verankerung durch angeschraubte
Abstützschale und Knochentransplantation

► Alter Schaft kann im Oberschenkel bleiben

► Beinverkürzung wird ausgeglichen

► Beweglichkeit wieder hergestellt

► Wieder schmerzfreie Belastbarkeit

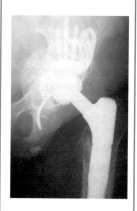

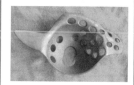

Haltbarkeit ▶ **Lange, doch nicht unbegrenzt**

Eine der häufigsten Fragen von Patienten, die sich noch nicht endgültig für die Operation entschieden haben, ist die nach der Haltbarkeit einer Hüftgelenkendoprothese. Gemeint ist damit aber in der Regel nicht die Haltbarkeit oder Strapazierfähigkeit der eingesetzten Materialien (und damit das Risiko des „Prothesenversagens") sondern die Dauerhaftigkeit der Verbindung des künstlichen Gelenks mit dem natürlichen Umfeld (Becken- und Oberschenkelknochen) in das es durch die Operation eingebracht wurde, also die Platz-Haltigkeit.

Das Interesse an einer möglichst verbindlichen Information dazu, ob und wann denn mit einer möglichen Auslockerung des künstlichen Gelenks zu rechnen sei, ist verständlich und berechtigt, denn schließlich möchte jeder, der sich einer solchen Operation unterzieht wissen, wie lange er danach vermutlich Ruhe haben wird. Gleichwohl kann eine verbindliche Antwort dazu nicht gegeben werden, weil die Platz-Haltigkeit einer Hüftendoprothese (wie bereits beschrieben) von vielen verschiedenen Faktoren abhängt, die sowohl mit der Ausführung zu tun haben als auch mit den individuell unterschiedlichen Gegebenheiten der einzelnen Patientinnen und Patienten (siehe hierzu auch *Komplikationen*, Seite 62 ff.). Dem entsprechend sind die hier zitierten Zeitangaben Durchschnittswerte, ermittelt auf der Basis vieler Tausend implantierter Gelenke weltweit. (Allein in Deutschland wurden im Jahr 2008 weit über 150 000 Hüftprothesen implantiert!).

Da die Hersteller von Hüftendoprothesen kontinuierlich die konstruktiven Elemente ihrer Implantate und deren Materialien verbessern, ist das Risiko des Prothesenversagens (Bruch der Prothese) und auch der so genannten Auslockerung der Prothese deutlich geringer geworden und die durchschnittliche Haltbarkeit bzw. Platz-Haltigkeit konnte während der vergangenen Jahrzehnte erheblich verlängert werden. Die Dauerhaftigkeit hängt von verschiedenen Faktoren ab, so z. B. auch von der Art und Weise der Befestigung der Prothese im Knochen. Wie bereits vorab beschrieben, sind zwei Verfahren möglich, die abhängig von den individuell unterschiedlichen Gegebenheiten des jeweiligen Falles angewendet werden: Das Einsetzen mit Knochenzement oder die zementfreie Implantation.

Derzeit wird davon ausgegangen, dass eine Hüftprothese eine durchschnittliche Haltbarkeit/Platz-Haltigkeit von 15–20 Jahren erreicht. Wenn die Bedingungen rund ums Hüftgelenk allerdings nicht optimal (oder mindestens normal) sind, ist eine Verkürzung dieser Zeitspanne möglich. So kann eine verfrühte Lockerung des implantierten Hüftgelenks grundsätzlich durch Überlastung herbeigeführt werden, zum Beispiel durch starkes Übergewicht. Auch die Zuckerkrankheit (Diabetes mellitus) kann – nach neuesten Erkenntnissen – dazu beitragen, dass sich eine vorzeitige Auslockerung des Kunstgelenks anbahnt, weil die Zuckerkrankheit Nerven und Blutgefäße angreift und die Erkrankung oft auch mit Übergewicht einhergeht.

Problematisch ist auch das Gelenkrheuma. Da der Körper bei dieser Erkrankung „irrtümlicherweise" u.a. die Gelenkschleimhaut als fremd und feindlich ansieht und daher versucht, sie zu bekämpfen, führt dies einerseits (wie bereits beschrieben) zur Zerstörung der Gelenke und andererseits durch langjährige Medikamenteneinnahme zur Erweichung der Knochen. Dies bedeutet für die Prothese, dass ihr Fundament, in dem sie verankert ist, nicht mehr stabil genug ist und so eine Auslockerung der Prothese eher wahrscheinlich ist, als bei stabilem Knochen. Erschwerend kommt hinzu, dass Patienten, die an Gelenkrheuma leiden, oft starke Medikamente einnehmen, die das eigene Immunsystem unterdrücken. Das kann zu immer wieder auftretenden Infektionen führen, weil das unterdrückte Immunsystem dann auch die wirklichen Feinde – beispielsweise Bakterien – nicht mehr bekämpft. Im schlimmsten Fall kann es zu einer Infektion des künstlichen Gelenks kommen, dass sich dadurch lockert und dann entfernt werden muss.

Trotz der hier beschriebenen Einschränkungen können Sie davon ausgehen, dass ein künstliches Hüftgelenk in der Regel 15–20 Jahre Platz-Haltigkeit erreicht. Aktuelle Studien belegen, dass 95–99 Prozent der zementierten und auch nicht zementierten Hüftprothesen 15 Jahre nach der Implantation noch exakt da sind, wo sie hingehören: stabil, nicht ausgelockert und voll funktionsfähig. Allerdings reden wir hier ja über Endoprothesen, die bereits vor über 10 Jahren implantiert wurden. Da sich sowohl die Technik der Implantation als auch die Materialien in der Zwischenzeit deutlich verbessert haben, kann man bei den aktuellen Implantaten von längeren Standzeiten ausgehen. Damit dies auch bei Ihnen der Fall sein wird, sollten Sie die folgenden Verhaltensregeln unbedingt beachten:

Verhaltensregeln für den Alltag

► Vergessen Sie nie, dass Sie eine Hüftendoprothese tragen und seien Sie entsprechend achtsam.

► Seien Sie sich Ihrer Endoprothese immer bewusst, ohne dabei übervorsichtig zu sein.

► Sorgen Sie durch regelmäßiges Training für eine kräftige Muskulatur und gute Beweglichkeit Ihrer Gelenke.

Komplikationen ▶ **Selten aber möglich**

Auch wenn die Operationsverfahren heute wesentlich schonender und sicherer sind, als noch vor einigen Jahren, soll nicht unerwähnt bleiben, dass es bei jeder Operation trotz entsprechender Vorsicht und Professionalität zu unerwarteten kritischen Situationen kommen kann, die weder der Operateur noch der Patient verschuldet. Daher sollten Sie auch wissen, was bei oder nach einer Hüftgelenksimplantation im schlimmsten Fall passieren kann. In der Regel werden Sie dazu von den Ärzten in der Klinik, am Tag vor Ihrer Operation im Aufklärungsgespräch informiert (siehe hierzu auch Seite 71 ff.).

Für alle in der folgenden Liste aufgeführten Nebenwirkungen oder Komplikationen gilt, dass sie nur sehr selten auftreten.
(Wahrscheinlichkeit zwischen null und zwei Prozent)

▶ Aufgrund der erforderlichen Lagerung des Patienten auf dem Operationstisch kann es zu Druckschäden kommen. Hautschäden sind möglich sowohl durch die Verwendung des Desinfektionsmittels als auch durch elektrischen Strom, der zum Veröden der Blutungen eingesetzt wird.

▶ Trotz größter Sorgfalt können durch das Einspritzen von Medikamenten und Betäubungsmitteln Hautrötungen, Schwellungen, Juckreiz, Übelkeit und – in extrem seltenen Fällen – auch Atemnot und Herzrhythmusstörungen hervorgerufen werden. Theoretisch ist sogar ein lebensbedrohlicher Kreislaufschock denkbar, allerdings ist eine solch schwerwiegende Komplikation eine absolute Seltenheit.

▶ Bedingt durch den „Zugang" zum Hüftgelenk (Schnitte durch Haut und Unterhautfettgewebe, Öffnen der Gelenkkapsel, usw.) kann es parallel z. B. zu unbeabsichtigten Verletzungen von Muskeln und Sehnen kommen. Auch Blutgefäße können verletzt werden, was stärkere Blutungen bewirken kann. Im absoluten Ausnahmefall ist dann eine Blutübertragung erforderlich, die selbst wiederum Risiken mit sich bringen kann. Diese sind jedoch dadurch minimiert, dass das Blut, das bei einer Operation verloren geht, in der Regel aufgefangen und aufbereitet wird, so dass den Patienten ihr eigenes Blut direkt wieder zugeführt werden kann.

▶ Auch Nervenschädigungen können entstehen, die dann trotz adäquater Versorgung zu bleibenden Schäden mit Lähmungserscheinungen des Beines führen können.

▶ Ist der Knochen durch Osteoporose vorgeschädigt, kann es beim Einsetzen der Endoprothese zum Bruch des Knochens kommen. Dieser muss dann mit Schrauben, Platten und Drahtkabeln wieder stabilisiert werden.

► Nach der Operation können Nachblutungen auftreten, wodurch sich im Einzelfall so große Blutergüsse bilden können, dass eine weitere Operation erforderlich wird.

► Schwerwiegende Komplikationen sind Infektionen. Handelt es sich um eine oberflächliche Infektion der Haut oder des Unterhautfettgewebes, dann ist dies in den allermeisten Fällen kein großes Problem. Sehr selten kann es aber zu einer Infektion an der Endoprothese kommen, die dann im schlimmsten Falle wieder entfernt werden muss, damit der Infekt ausheilen kann. Erst danach kann erneut eine Prothese eingesetzt werden.

► Da die Patienten innerhalb der ersten Tage nach der Operation nur eingeschränkte Gehstrecken zurücklegen können und das Bein noch schonen, besteht das Risiko, dass sich eine Beinvenenthrombose bildet. Dies ist eine Blutgerinnungsstörung (Verstopfung) in den Beinvenen, die theoretisch auch zu einer Verschleppung in die Lunge (Lungenembolie) führen kann, was wiederum lebensbedrohliche Kreislaufschwierigkeiten verursachen kann. Aus diesem Grund bekommen alle Patienten nach der Operation Antithrombosespritzen. Diese Prophylaxe soll das Entstehen einer Thrombose verhindern.

► Durch die Endoprothese kann es zu einer minimalen Verlängerung oder Verkürzung des operierten Beines kommen. Dies lässt sich nicht immer vermeiden. Da bei einer Implantation immer die Stabilität des Hüftgelenks im Vordergrund steht, wird in seltenen Fällen eine Änderung der Beinlänge von ca. 0,5–1 cm akzeptiert. Diese lässt sich mit einer Einlage im Schuh unauffällig ausgleichen.

► Aufgrund unterschiedlicher Ursachen (mechanische Probleme oder eine späte Infektion) kann es zu einer vorzeitigen Auslockerung der Endoprothese kommen, so dass die übliche Haltbarkeit von 15–20 Jahren nicht erreicht wird.

Obwohl die computergestützte Navigation (siehe auch *Implantation mit Navigation*, Seite 77 ff.) bei Hüftgelenksimplantationen inzwischen standardmäßig angewendet wird, zeigen Studien in den verschiedensten Ländern, dass nicht alle Endoprothesen in jeglicher Hinsicht perfekt implantiert werden können. Dies gilt auch dann, wenn sehr erfahrene Operateure die Operationen durchführen. Unter anderem liegt das daran, dass die bei der Operation durchgeführten Sägeschnitte am Knochen aufgrund der individuell unterschiedlichen Knochenverhältnisse nicht immer mit der erforderlichen Präzision ausgeführt werden können. Auch kann es speziell beim Einschlagen der Pfanne zu Ungenauigkeiten kommen. Daher ist dann später die Position der Endoprothese nicht hundertprozentig optimal, es kann zu Luxationen kommen oder zu einem frühzeitigen Verschleiß des Gelenks.

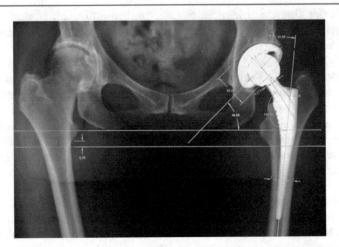

Abb. 17 Hilfslinien und korrekte Winkel für eine Hüftendoprothesenimplantation

Als optimal implantiert gelten aus heutiger Sicht Hüftgelenksprothesen dann, wenn die Hüftpfanne in 45 Grad Inklination und 15 Grad Anteversion zum Becken implantiert ist. Auch sollte der Schaft der Prothese möglichst senkrecht zur Oberschenkelachse implantiert sein.

Mit der konventionellen Operationsmethode (also *Freihand*, ohne Navigation) erreichen etwa 70 Prozent der Implantationen solch ideale Ergebnisse. Die übrigen 30 Prozent liegen in der Regel leicht außerhalb dieses Korridors. Wird bei der Operation mit computergestützter Navigation gearbeitet, gibt es nur bei 5 Prozent leichte Abweichungen und es sind 95 Prozent der Implantationen optimal.

Medizinische Studien belegen, dass künstliche Hüftgelenke dann länger an ihrem Platz bleiben, wenn sie im optimalen Rahmen, (entsprechend der oben genannten Abweichung von der Belastungsachse) implantiert wurden. Auch hat sich gezeigt, dass Luxationsereignisse (wenn der Hüftkopf aus der Pfanne springt) wesentlich seltener bei optimal implantierten Prothesen auftreten als bei suboptimal implantierten.

Da mit Hilfe der computergestützen Navigation 25 Prozent mehr optimale Operationsergebnisse erreicht werden als mit der konventionellen Methode, lässt sich hochrechnen, dass sich analog dazu auch die Platz-Haltigkeit der Endoprothesen verbessert. Ob diese Hypothese stimmt und die so eingesetzten Prothesen tatsächlich länger am Platz bleiben, kann zum aktuellen Zeitpunkt jedoch noch nicht mit Sicherheit gesagt werden, denn die computergestütze Navigation wird erst seit 5–7 Jahren routinemäßig angewendet und Langzeituntersuchungen liegen daher noch nicht vor.

Vorbehalte ▶ **Wann besser nicht operiert wird**

Auf die Implantation einer Endoprothese sollte man dann zunächst verzichten, **wenn eine akute** Infektion des Hüftgelenks durch Bakterien **festgestellt wird.** Erst wenn eine solche Infektion behoben ist, kann erneut an die Operation gedacht werden. Wird diese Regel nicht beachtet und doch implantiert, kann dies zu einer schleichenden Lockerung der Prothese führen, weil sich die Bakterien typischerweise an der Prothese anlagern und dadurch eine allmähliche Lockerung bewirken.

Abwarten ist auch dann geboten, wenn eine Infektion des Hals,- Nasen,- Rachenraumes, eine Zahnentzündung oder eine Blasenentzündung vorliegt. Auch in diesen Fällen sollte man also zögerlich vorgehen und eine Operation besser verschieben, **da auch bei solchen Infektionen Bakterien beteiligt sind, die sich an der Endoprothese ansiedeln und deren Lockerung bewirken können.** Um diese Risiken von vorne herein zu minimieren, werden vor jeder Operation dieser Art genaue Untersuchungen und Bluttests durchgeführt, mit denen festgestellt werden kann, ob im Körper eine Infektion mit Bakterien vorherrscht. Aus diesem Grund müssen auch die Blutwerte, die Sie zum OP-Termin mitbringen müssen, möglichst aktuell sein, also nicht älter als wenige Tage (siehe auch *Vor-Untersuchungen*, Seite 71).

In äußerst seltenen Fällen kann es manchmal besser sein, auf ein künstliches Gelenk zu verzichten!

Dies kann zum Beispiel bei hartnäckigen Infektionen **der Fall sein, die mit einer schweren Arthrose einhergehen.** Da diese Infektionen oft auch nach Jahren wieder aufflackern können, kann es ratsamer sein, in diesen Fällen das Gelenk zu versteifen. Wenn ein solch seltener Zustand bei Ihnen festgestellt wurde, wird Ihnen Ihr Arzt möglicherweise bereits zu einer Versteifung des Gelenks **geraten haben.** Es kann nämlich schlussendlich einfacher und besser für Sie sein, mit einem versteiften aber belastbaren Hüftgelenk zu leben, als mit einer Hüftendoprothese, an der sich aufgrund der hartnäckigen Infektion immer wieder problembehaftete Entzündungen entwickeln. Da Operationen, bei denen Versteifungen bewusst herbei geführt werden, Ihr Leben erheblich beeinflussen, sollten Sie sich ausführlich beraten lassen. **Holen Sie eventuell eine zweite Meinung ein, entscheiden Sie in Ruhe und vertrauen Sie in besonderem Maße auf die Erfahrung Ihres Arztes.**

4 Die Operation: Entscheidungen, Vorbereitungen, Abläufe

Im Vorfeld ▶ Kostenfragen und Wahl der Klinik

Die Implantation eines künstlichen Hüftgelenks ist zum aktuellen Zeitpunkt eine Regelleistung aller Krankenkassen, unabhängig davon, ob es sich um eine gesetzliche oder eine private Krankenkasse handelt. Für alle Leistungen – also für die Operation, den stationären Aufenthalt und die Anschlussheilbehandlung – werden von den Krankenkassen die Kosten übernommen. Gesetzlich versicherte Patienten müssen lediglich den üblichen Eigenanteil pro Tag für Krankenhausleistungen zahlen, der auch in den Rehabilitationskliniken berechnet wird. Da die Anschlussheilbehandlung aus medizinischer Sicht zwingend erforderlich ist, haben die meisten gesetzlichen Krankenkassen Kooperationsverträge mit Reha-Kliniken abgeschlossen. Das bedeutet, dass die behandelnden Ärzte bei den Krankenkassen zwar Reha-Anträge stellen, aber nicht darüber entscheiden können, in welcher Reha-Klinik die Patienten dann weiterbehandelt werden. Diese Entscheidungen treffen in der Regel die Krankenkassen. Privat Versicherte können in der Regel selbst auswählen, in welcher Klinik sie sich weiterbehandeln lassen aber auch sie müssen die Behandlung dort bei ihrer privaten Krankenkasse beantragen.

Wenn bei Ihnen eine Hüftgelenksimplantation geplant ist, sollten Sie sich auf jeden Fall für eine entsprechend spezialisierte Klinik entscheiden, in der diese Operationen zur Routine gehören. Wie jede andere Operation birgt auch die Hüftgelenksimplantation Risiken und ist mit möglichen Nebenwirkungen verbunden, und wie für jede andere Operation gilt auch hier: Je größer die fachspezifische Erfahrung der operierende Ärzte/des Operationsteams, umso kleiner sind die Risiken für die Patienten. Dort, wo man aus täglicher Praxis die möglichen „Gefahrenstellen" genau kennt, kann man diese auch professionell umschiffen oder wenn nötig souverän darauf reagieren (siehe hierzu auch *Komplikationen*, Seite 62 ff.).

Die Implantation eines künstlichen Hüftgelenks ist eine planbare Operation, und wird normalerweise nicht als Notfalloperation durchgeführt. Viele Kliniken haben sich auf Operationen dieser Art spezialisiert und falls Ihr behandelnder Arzt nicht selbst die Operation durchführen wird, kann er Sie sicher dahingehend beraten, welche Kliniken in Ihrer Region für Sie in

Frage kommen. Vereinbaren Sie dort einen Termin für ein Vorgespräch und sehen Sie sich gegebenenfalls auch eine zweite Klinik an, bevor Sie sich für die Operation anmelden. Es ist wichtig, dass Sie sich an der Klinik in jeglicher Hinsicht gut aufgehoben fühlen, damit Sie sich möglichst angstfrei auf die Operation einlassen können.

Die Zeitplanung ▶ Termine und Zeiträume

In der Regel gibt es an den Kliniken Wartelisten und je nachdem, wie viele Patienten die jeweilige Klinik zu versorgen hat, kann die Wartezeit auf einen OP-Termin zwischen 2–3 Wochen und 2–6 Monaten variieren. Für Patienten, die sehr schlimme Schmerzen haben, werden in der Regel auch kurzfristige OP-Termine ermöglicht, und da gelegentlich auch bereits vereinbarte Termine wieder abgesagt werden, ergibt sich auch durch das „Hineinrutschen" in solch eine Terminlücke manchmal die Möglichkeit einer zeitnahen Operation.

Damit nach Operation und Klinikaufenthalt die physiotherapeutische Behandlung möglichst zeitnah und ohne längere Unterbrechungen weitergeführt werden kann, müssen Sie sich frühzeitig, sobald Ihr Operationstermin feststeht, auch mit Rehakliniken und Physiotherapie-Praxen in Verbindung setzen. Berichten Sie von Ihrer geplanten Operation und erkundigen Sie sich nach den Modalitäten Ihrer Weiterbehandlung dort und sprechen Sie Termine frühzeitig ab. Auch Reha-Einrichtungen und Physiotherapiepraxen haben Wartelisten.

Noch vor einigen Jahren war es normal, dass Patienten nach der Implantation eines künstlichen Hüftgelenks drei Wochen lang in der Klinik blieben. Die Bemühungen des Gesetzgebers und der Krankenkassen um Kostenminderung im Gesundheitswesen haben dazu geführt, dass die für notwendig erachtet Verweildauer inzwischen bei deutlich unter zwei Wochen liegt. Nicht unbedingt zur Freude der behandelnden Ärzte und auch nicht unbedingt zum Wohl der Patienten ist heute ein stationärer Aufenthalt von 7–11 Tagen die Regel. Da nach so kurzer Zeit in der Klinik auf jeden Fall noch eine Betreuung und Weiterbehandlung erforderlich ist, wechseln die Patienten meist unmittelbar nach Ihrer Entlassung in eine Reha-Klinik zur Anschluss-Heilbehandlung. Dort wird mit verschiedenen Methoden der Physiotherapie gearbeitet mit dem Ziel, die Patienten wieder fit zu machen für die Bewältigung ihres Alltags. Meist dauert der Aufenthalt dort drei Wochen, fallweise sind aber auch vier oder fünf Wochen möglich. Im Anschluss daran kann es notwendig sein, dass die physiotherapeutische Behandlung noch fortgesetzt werden muss, was aber dann wohnortnah und ambulant geschehen kann.

Sie können davon ausgehen, dass Sie zunächst etwa 8 Wochen Zeit brauchen werden, bis Sie Ihr neues Hüftgelenk ohne größere Probleme nutzen können. Wie lange es dauern wird, bis Ihnen die neuen Verhältnisse in Ihrer Hüfte völlig vertraut sind, Sie Ihr künstliches Hüftgelenk nur noch unbewusst wahrnehmen und es in jeglicher Hinsicht optimal nutzen werden, ist sehr unterschiedlich und hängt von vielen Faktoren ab. Je mehr Sie jedoch selbst durch regelmäßiges Bewegungstraining für Ihre neue Hüfte tun, umso schneller können Sie ihr und damit sich selbst *auf die Sprünge helfen.*

Da einigen Patienten die benötigten Zeiträume relativ lang erscheinen und bei der Arthrose des Hüftgelenks sehr häufig auch beide Hüftgelenke gleichzeitig und ähnlich schwer betroffen sind, wird von „beidseitig" betroffenen Patienten häufig die Frage gestellt: Kann man nicht während einer Narkose gleich beide Hüftgelenke hintereinander durch künstliche ersetzen? Ich sage NEIN und rate grundsätzlich von solchen Doppeloperationen ab, auch wenn die mögliche „Zeitersparnis" manchem Patienten verlockend erscheinen mag. Die Belastung des Organismus durch die längere Dauer von Narkose und Operationsgeschehen wäre zu groß und auch eine sinnvolle Durchführung der notwendigen Physiotherapie ist nicht möglich. Schon die Implantation von *einem* künstlichen Hüftgelenk ist eine Belastung für den Organismus, die bei entsprechender Betreuung aber sehr gut zu bewältigen ist. Das Eröffnen des Gelenks und das nachfolgende Abtragen des schadhaften Hüftkopfes und die Implantation des künstlichen Gelenks bewirken eine relativ starke Blutung. Dieser Blutverlust (nicht selten 500–700ml = etwa 10–15 Prozent des Gesamtblutvolumens) muss vom Körper abgefangen werden und ist sehr belastend für das Kreislaufsystem. Logischerweise würde sich bei einer Doppeloperation auch der Blutverlust verdoppeln und so auch die Belastung des Kreislaufs noch weiter steigern. Auch wenn Patienten mit einer zementierten Hüftprothese nach der Theorie ihr Hüftgelenk direkt nach der Operation voll belasten können, sieht dies in der Praxis doch etwas anders aus. Weil sie sich an die neue Situation erst gewöhnen und mit Hilfe der Physiotherapie das Gehen erst neu lernen müssen, treten die Patienten in den ersten Tagen nach der Operation zunächst nur sehr vorsichtig auf und belasten ihr operiertes Bein nur teilweise. Wie aber sollte dies möglich sein, wenn auch das zweite Bein operiert ist und nur mit äußerster Vorsicht benutzt werden will? Beide Hüftgelenke lassen sich nicht gleichzeitig entlasten, eine adäquate Physiotherapie wäre nicht möglich und eine gute und zeitlich überschaubare Rehabilitation gefährdet.

Daher gilt:
Das zweite Gelenk sollte erst im Abstand von ca. 3 Monaten nach der ersten Operation eingesetzt werden. Bis dahin haben sich die Patienten erfahrungsgemäß von der ersten Operation erholt und sie können das zuerst implantierte künstliche Gelenk voll belasten.

In der Warteschleife ► Die Zeit sinnvoll nutzen

Da die Wartezeit auf eine Operation durchaus einige Monate betragen kann, ist es sinnvoll, diese Zeit für die eigene Vorbereitung auf die Operation zu nutzen. Operation, Klinikaufenthalt, Rehabilitation werden Ihr Leben über einen längeren Zeitraum bestimmen und darauf sollten Sie sich einstimmen. Darüber hinaus sollten Sie für die erste Zeit auch Ihre häusliche Versorgung sicherstellen und rechtzeitig planen, denn Sie werden nicht gleich und in gewohntem Umfang wieder all Ihre Alltagsgeschäfte selbst erledigen können.

Parallel zu diesen mentalen und organisatorischen Vorbereitungen sollten Sie aber auch Ihren Körper für die Operation und die Zeit danach „fit machen". So sollten übergewichtige Patienten sich bemühen, ihr Gewicht zu reduzieren, denn jedes zusätzliche Pfund muss hinterher auch vom künstlichen Gelenk getragen werden. Zudem ist durch Studien erwiesen, dass Hüftprothesen bei übergewichtigen Patienten eher auslockern als bei Normalgewichtigen. Außerdem weiß man, dass die länger andauernde eingeschränkte Mobilität nach einer Hüftprothesenimplantation dazu führt, dass die Muskulatur weiter rapide an Kraft verliert. Muskulatur baut sich dreimal schneller ab, als sie sich wieder aufbaut und so lässt sich aus diesem Wissen ableiten, dass es durchaus Sinn macht, jeden noch halbwegs mobilen Tag vor der Operation für ein moderates Muskelaufbautraining zu nutzen. Natürlich ist damit nicht gemeint, dass Sie trotz Schmerzen nun täglich ins Fitness-Studio laufen sollen, um zu versuchen, sich Muskelpakete (ähnlich denen von Arnold Schwarzenegger) an zu trainieren. Ihr Ziel muss es vielmehr sein, Ihre Muskulatur einigermaßen in Schwung zu halten, gezielt ein wenig aufzubauen und Ihre Beweglichkeit zu trainieren, um sich damit eine optimale Ausgangssituation für die Operation zu schaffen. Da meistens die Streckung und Drehung des Hüftgelenks eingeschränkt ist, sollten Sie in der Phase vor der Operation die Gelenkkapsel dehnen und die Beweglichkeit des Hüftgelenks trainieren. Damit können Sie erreichen, dass während der Operation die Maßnahmen zur optimalen Beweglichkeit nicht so ausgedehnt sein müssen und die Operation damit schonender sein kann.

Natürlich können Übungen und Verhaltensänderungen dieser Art in der Kürze der Zeit nur kleine Erfolge bringen. Da es jedoch nach der Operation auf jeden Fall erforderlich sein wird, dass Sie Ihre Hüfte trainieren und in Schwung halten, sollten Sie nicht darauf verzichten. Schärfen Sie Ihre Sinne für die anstehende Operation und nutzen Sie die Planung der Operation als Startschuss für eine konsequente „Wartung" Ihres Körpers. Schließlich fahren Sie auch Ihr Auto regelmäßig in die Werkstatt zur Inspektion, oder?

Beim Hausarzt ▶ Vor-Untersuchungen

Da es sich bei der Implantation eines künstlichen Hüftgelenks um eine hochkomplexe und schwierige Operation handelt, sind bestimmte Untersuchungen vor der Operation zwingend erforderlich. Einige dieser Untersuchungen müssen Sie wenige Tage vor der Operation von Ihrer Hausärztin oder Ihrem Hausarzt durchführen lassen und die schriftlichen Befunde dann mit in die Klinik bringen, andere werden in der Klinik, am Tag vor der Operation durchgeführt.

In Ihrer Hausarztpraxis wird man Ihnen Blut abnehmen, da für die Operationsvorbereitung die Untersuchung einer Vielzahl von Blutwerten unverzichtbar ist. Wichtig ist zum einen die Bestimmung der Blutsenkung, weil über die Blutsenkungsgeschwindigkeit angezeigt wird, ob im Körper eine Entzündung vorliegt. Ein weiterer Laborwert, der routinemäßig ermittelt wird und anzeigt, ob eine Entzündung im Körper vorliegt, ist das C-Reaktive Protein (CRP). Wenn der CRP-Wert nicht im Normbereich ist, sollte die Operation vorerst nicht durchgeführt werden. Dann ist durch weitere Tests zu klären, ob – und möglichst auch wo – in Ihrem Körper eine Infektion abläuft, die dann zunächst behandelt werden muss. Ebenfalls gecheckt wird der rote Blutfarbstoff, weil dieser ein Maß für die Sauerstoffaufnahmefähigkeit des Blutes ist, außerdem ermittelt werden Ihre Gerinnungswerte, die Elektrolytzusammensetzung sowie die Leberwerte.

Da durch die Narkose und die Operation Ihr Kreislauf und Ihr Herz belastet werden, muss auch ein EKG geschrieben werden. Eventuell müssen Sie noch eine radiologische Praxis aufsuchen, weil auch noch eine Röntgenaufnahme Ihrer Lunge angefertigt werden muss. Dies hängt davon ab, wie alt Sie sind, und unter welchen sonstigen Erkrankungen Sie leiden.

In der Klinik ▶ Aufnahme, Aufklärung, Untersuchungen

Eine 67-jährige Patientin berichtet...

Schon seit Jahren wusste ich, dass ich ein neues Hüftgelenk brauche, habe mich aber um die Operation lange herumgedrückt. Ich hatte einfach immer zu viel Angst, dass irgendetwas schief gehen könnte und was ich so in Zeitschriften zu misslungenen Operationen gelesen oder auch im Fernsehen gesehen hatte, hat mich auch nicht mutiger gemacht. Vor ein paar Monaten waren die Schmerzen dann aber so unerträglich geworden, dass ich mich trotzdem dazu durchgerungen habe, mir ein neues Hüftgelenk einsetzen zu lassen.

Nun war es also soweit. Vor ein paar Tagen war ich bei meinem Hausarzt gewesen. Der hatte mir Blut abgenommen, ein EKG geschrieben und auch eine Röntgenaufnahme der Lunge machen lassen. Die Befunde all dieser Untersuchungen nahm ich mit und kam morgens um Acht in der Klinik an. Am nächsten Tag sollte ich operiert werden. Pünktlich, wie mit dem Sekretariat der Klinik vereinbart, meldete ich mich bei der Patientenverwaltung und wurde dort „aufgenommen". Meine Krankenkassenkarte wurde eingelesen und ich musste einige Formulare unterschreiben. Dann ging es weiter zur zentralen Patientenaufnahme. Dort fragten mich die Schwestern zunächst danach, warum ich komme und was bei mir operiert werden solle. Die von mir mitgebrachten Unterlagen meines Hausarztes gab ich bei den Schwestern ab und nach einer kurzen Wartezeit wurde ich von einem Arzt zum Vorgespräch gebeten.

Zunächst informierte mich der Arzt sehr genau über die anstehende Operation. Er wirkte sehr kompetent – was mich beruhigte – denn inzwischen bin ich doch immer nervöser geworden. Vor allem als er mich auf die möglichen Risiken und Komplikationen hinwies, bekam ich es mit der Angst zu tun. Aber der Arzt konnte mich beruhigen, indem er mir nochmals versicherte, wie selten die genannten Komplikationen auftreten im Verhältnis zu den vielen Operationen, die optimal verlaufen. Als ich mich wieder beruhigt hatte, unterschrieb ich eine Einverständniserklärung dazu, dass man die Operation bei mir durchführen solle. Nun prüfte der Arzt noch genau meine Laborwerte und mein EKG und befragte mich zu den Medikamenten, die ich regelmäßig einnehme. Dann untersuchte er nochmals meine Hüfte aber auch meinen ganzen Körper und schließlich schickte er mich – mit einem Röntgenschein in der Hand – in die Röntgenabteilung der Klinik. Nach dem ich aus der Röntgenabteilung zurück kam, hatte ich ein Gespräch mit dem Anästhesisten. Er informierte mich sehr genau über die anstehende Narkose und empfahl mir dann, mich für eine Teilnarkose zu entscheiden. Auch bei ihm musste ich ein Aufklärungsprotokoll unterschreiben und bestätigen, welche Narkose bei mir durchgeführt werden sollte.

Nun ging ich auf die Station, wo ich von der Stationsschwester noch einmal „aufgenommen" wurde. Auch Sie stellte mir wieder ähnliche Fragen wie die, die mir der Arzt schon gestellt hatte. Dann habe ich mein Zimmer bezogen und da es mittlerweile Mittag geworden war, konnte ich zunächst in Ruhe essen. Am Nachmittag habe ich dann meinen Koffer ausgepackt und mir meinen Bereich im Zimmer eingerichtet. Kurze Zeit danach kam eine Physiotherapeutin zu mir, stellte sich vor und passte mir die Krücken an (sie sagte „Unterarmgehstützen" dazu), die mir der Arzt verschrieben hatte. Am Abend stellte sich dann noch der Stationsarzt vor (der mich dann auch operiert hat), der mir noch einmal genau erklärte, was am nächsten Morgen auf mich zukommen würde. Er markierte mit einem dicken Filzstift das zu operierende Hüftgelenk „… damit nicht die falsche Seite operiert wird", wie er meinte. Ein Tag der ausgefüllt war mit vielen Gesprächen und Untersuchungen ging zu Ende und ich hatte fast alle Personen kennen gelernt, die mich in der nächsten Zeit täglich begleiten würden. In der Nacht konnte ich erstaunlicherweise recht gut schlafen, da ich abends eine Beruhigungstablette bekommen hatte, die offensichtlich gut wirkte. Am Morgen, unmittelbar vor der Operation, erhielt ich ebenfalls eine Tablette, die mich ein wenig von der Realität entrückte, was ich in diesem Moment auch als ganz angenehm empfand. Mit OP-Hemdchen bekleidet und überall da glatt rasiert, wo es für die OP nötig war, trat ich meine Reise in den Operationssaal an …

Da es sich beim Einsetzen eines künstlichen Hüftgelenks um eine planbare Operation handelt, werden vorab viele Aspekte genau untersucht und geklärt. Manchmal wird es Ihnen so vorkommen, als ob das eine oder andere doppelt gefragt und untersucht wird. Dies hat jedoch seine Berechtigung und entspricht den arbeitsorganisatorischen Abläufen und Zuständigkeiten in einem Krankenhaus. Wie von der Patientin beschrieben, wird zunächst immer die Aufnahme in der Verwaltung durchgeführt, sozusagen das „Einchecken" in die Klinik. Erst danach wird man mit Ihnen erörtern, wie die Operation durchgeführt wird, was wichtig ist und welche Narkose für Sie optimal ist und zum Einsatz kommen soll.

Operateur und Anästhesist sind dazu verpflichtet, Sie sowohl über alle häufig auftretenden Begleiterscheinungen nach der Operation zu informieren als auch Risiken und seltene Komplikationen und Nebenwirkungen mit Ihnen zu besprechen. Die Gespräche sollten immer am Vortag vor der Operation geführt werden. Vor diesen Aufklärungsgesprächen werden oft auch schriftliche Informationsmaterialien ausgegeben, so dass Sie sich schon vorab und allein mit den Fakten rund um ihre Operationen befassen können, und sich dadurch schon manche Unklarheiten im Vorfeld des Gesprächs beseitigen lassen. Trotzdem sollten Sie keine Scheu haben, in den Aufklärungsgesprächen so viele Fragen zu stellen, bis Sie sich wirklich ausreichend informiert fühlen über das, was Sie erwartet. Eine gute Aufklärung des Patienten ist die Pflicht eines jeden Arztes. Sie trägt dazu bei, Vertrauen bei den Patienten aufzubauen und auch für Ihren Arzt ist es wichtig, gut aufgeklärte Patienten zu behandeln. Nur wenn Sie selbst wichtige Aspekte Ihrer Operation und der erforderlichen Nachbehandlung kennen, werden Sie auch verständig und aktiv an Ihrer Behandlung mitwirken und das trägt wesentlich zu deren Erfolg bei.

Bei der umfassenden körperlichen Untersuchung wird man nicht nur Ihr Hüftgelenk sondern auch Ihren übrigen Körper untersuchen. Dabei wird zunächst besonderes auf mögliche Hautverunreinigungen, Pilzbefall der

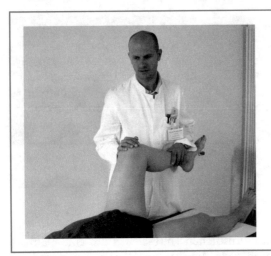

Abb. 18   Untersuchung eines Hüftgelenks in der Sprechstunde

Haut oder offene Stellen speziell an den Beinen geachtet, da solche offenen Stellen Eintrittspforten für Bakterien in den Körper sein können. Man wird Sie auch danach fragen, ob Sie z. B. eine akute Zahninfektion (Zahnschmerzen, Zahnfleischbluten) oder eine Blasenentzündung (Brennen beim Wasserlassen) haben, weil sich auch solche Infektionen, wenn sie vor der Operation unbehandelt bleiben, negativ auf das Operationsergebnis auswirken können.

Weil der Operateur schon vor der Operation die notwendige Größe der Prothese ermitteln, und deren Platzierung planen muss, müssen in der Klinik auf jeden Fall noch einmal Röntgenaufnahmen Ihres Hüftgelenks angefertigt werden.

In seltenen Fällen (z.B.: wenn Sie an einer schweren Herzerkrankungen leiden) sind noch weitere Untersuchungen erforderlich. Auch wenn es Ihnen vielleicht lästig sein mag, noch weitere Untersuchungen machen zu lassen, vertrauen Sie dabei auf die Fachkompetenz Ihres behandelnden Arztes. Es werden sicher keine unnötigen Untersuchungen veranlasst und alle Ergebnisse dienen schließlich dazu, die Operationsrisiken zu minimieren und ein für Sie optimales Operationsergebnis zu erzielen.

Damit das Team, das Sie behandelt, einen Einblick in Ihre gesundheitliche Gesamtsituation erhält, wird sich am Tag vor der Operation schrittweise das gesamte Behandlungsteam unter Leitung der Orthopäden bei Ihnen vorstellen. Dieser persönliche Kontakt vorab ist sehr wichtig, denn Behandlung und sich Behandeln lassen ist immer eine Frage des Vertrauens und dazu muss man sich zunächst in möglichst angstfreier Atmosphäre begegnen. So wie das Behandlungsteam wissen muss und wissen will, mit welchen Patienten es zu tun hat, so sollen auch Sie natürlich vorher erfahren, wer Sie operiert und wer Sie anschließend behandelt. Aus diesem Grund werden Sie an Ihrem ersten Tag nicht nur von den Ärzten sondern auch von den Schwestern zu Ihrer Gesundheit befragt und Sie lernen die Physiotherapeuten kennen, deren Arbeit sehr wichtig für Ihre weitere Behandlung nach der Operation ist.

Die Narkose ▶ Methoden und Möglichkeiten

Keine Operation kann ohne eine Narkose durchgeführt werden. Welche Art der Narkose eingesetzt wird, ist von verschiedenen Faktoren abhängig und die Narkoseärztin/ der Narkosearzt wird Sie ausführlich informieren und beraten, welche Narkose für Sie und Ihre Operation optimal ist. Die Bandbreite der Möglichkeiten ist dabei groß.

Noch vor einigen Jahren galt die Vollnarkose als Standard für Gelenkersatzoperationen. Dabei werden die Patienten zunächst durch ein Medikament in eine Bewusstlosigkeit versetzt und dann über einen Schlauch, der über den Mund in die Luftröhre gelegt wird (Intubation) beatmet. Diese Narkose belastet den Organismus allerdings stark und sie kann fallweise Übelkeit und Unwohlsein nach der Operation bewirken. Aus diesem Grund wird die Vollnarkose nur noch selten angewendet und man bevorzugt stattdessen Teilnarkosen.

Wie die Bezeichnung schon vermuten lässt, wird bei diesen Narkoseformen nur noch der Teil des Körpers betäubt, der operiert wird. Da allerdings vielen Patienten diese Schmerzfreiheit bei vollem Bewusstsein nicht geheuer ist, wird zusätzlich meist ein leichtes Schlafmittel verabreicht, so dass die Patienten von der Operation nichts mit bekommen. Es gibt verschiedene Arten der Teilnarkose. Bei der Spinalanästhesie (im Volksmund Rückenmarksnarkose/Rückenspritze genannt) wird ein Schmerzmittel an das Rückenmark gespritzt (und nicht „in", wie oft fälschlicherweise behauptet!) Dies bewirkt, dass beide Beine bis hin zum Bauchnabel schmerzfrei aber auch bewegungsunfähig sind. Die Wirkung dieser Narkoseart hält je nach Medikament zwischen 4 und 8 Stunden an. Eine Weiterentwicklung dieser Narkose ist die Hemi-Spinalanästhesie (Halbseitennarkose), bei der ebenfalls ein Medikament an das Rückenmark gespritzt wird. Allerdings wird anschließend der Patient auf die Seite gelegt, die operiert werden soll und daher verteilt sich das Medikament nur auf dieser Seite und betäubt auch nur das eine Bein und einseitig die untere Körperhälfte bis zum Bauchnabel. Auch diese Narkose hält ca. 4-8 Stunden an, je nachdem, welches Medikament und wie viel davon gegeben wird.

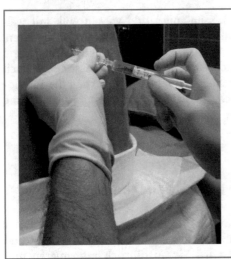

Abb. 19 Anlegen einer Spinalanästhesie ("Rückenspritze")

Eine weitere Möglichkeit ist die Nervenblocknarkose. Hier wird an die großen Nerven, die das Bein mit Kraft und Gefühl versorgen, mit ganz feinen Nadeln das Narkosemittel gespritzt. Um die entsprechenden Nerven zu finden, wird über diese Nadel zunächst eine elektrische Sonde vorgeschoben, mit der der Nerv leicht zu erreichen ist. Die Eintrittstelle für die Nadel liegt in der Regel in der Region der unteren Lendenwirbelsäule und/oder im Bereich des großen Gesäßmuskels. Die genaue Lage legt der Narkosearzt vor der Operation je nach Eingriff fest. Der sehr niedrig dosierte elektrische Strom der Sonde stimuliert den Nerv und zeigt dem Narkosearzt über Muskelzuckungen (die durch die Stromimpulse entstehen) die optimale Position für die Spitze der Nadeln, mit der dann das Narkosemittel gespritzt wird. Zusätzlich zu dieser einmaligen Gabe des Narkosemittels für die Operation kann hier auch ein kleiner Schlauch eingelegt werden, über den dann nach der Operation weitere Schmerzmittel verabreicht werden können. Ein solcher Schmerzkatheter wird (abhängig von der Intensität der nach der Operation auftretenden Schmerzen) in der Regel für 2–3 Tage dort belassen.

Nach der Operation erhält jede Patientin/jeder Patient regelmäßig Schmerzmittel, individuell angepasst an das jeweilige Körpergewicht und an das Ausmaß der Operation. Zusätzlich zu dieser festgelegten "Basisrate", die in der Regel ausreichend ist, können jedoch jederzeit noch weitere Schmerzmittel gegeben werden, denn es ist für die weitere Behandlung entscheidend, dass die Hüfte schmerzfrei bewegt und beübt werden kann. Meistens können die Medikamente schon nach ca. 10–14 Tagen deutlich reduziert werden und das Hineinrutschen in eine Medikamentenabhängigkeit ist nach solch kurzer Zeit ohnehin nicht zu befürchten.

Operationsverfahren ▶ **Implantation mit Navigation**

Im Verlauf der letzten zwanzig Jahre sind die Methoden, die bei der Implantation eines künstlichen Hüftgelenks angewendet werden, stetig weiter entwickelt worden. Die Qualität der Implantate wurde verbessert, ihr Variantenreichtum hat zugenommen und die bei der Operation verwendeten Instrumentarien wurden optimiert. Inzwischen werden an vielen Kliniken diese hoch standardisierten Eingriffe als Routineoperation durchgeführt. Etwa seit dem Jahr 2002 wird dabei auch die computergestütze Navigation standardmäßig angewendet. Ein Verfahren, mit dem äußerst genaue Vermessungen und Positionsberechnungen möglich sind. Um ein künstliches Hüftgelenk optimal einpassen und einsetzen zu können, müssen die anatomischen Gegebenheiten im Gelenk zunächst genau ermittelt werden. Der Operateur muss wissen, in welchem Winkel die Prothesen eingebracht werden müssen und wie die Beinlänge eingestellt werden soll. Da Teile der Endoprothese immer auch *in* den Knochen eingesetzt werden, müssen auch diese individuell unterschiedlichen Gegebenheiten genau erfasst werden, um die optimale Position der Prothese zu ermittelt, damit sie mit hoher Passgenauigkeit eingesetzt werden kann.

Bei der Navigation werden zu Beginn der Operation bestimmte Knochenpunkte und anatomische Gegebenheiten durch den Operateur bestimmt und vom Navigationssystem aufgenommen. Damit das Navigationsgerät die Lage der Punkte im Raum erkennen kann, werden „Referenzsterne" am Beckenknochen und am Oberschenkelknochen befestigt. Diese Referenzen sind wichtige Markierungspunkte für die Kamera des Navigationssystems und die spätere Festlegung der Koordinaten. Anschließend werden mit einem speziellen Tastinstrument wichtige anatomische Punkte und Flächen definiert und erfasst. Sie dienen als eine Art Koordinaten für die Berechnungen des Computers, mit denen er die optimale Position der Prothese ermittelt. Die nötigen Sägeschnitte am Knochen werden grundsätzlich unter Kontrolle des Navigationsgerätes ausgeführt und jeder Sägeschnitt wird überprüft und kann ggf. korrigiert werden. Diese Kontrollfunktion verbunden mit der Präzision der Vermessung und Positionsbestimmung ist ein großer Vorteil dieser Technik gegenüber den praktizierten Verfahren ohne Navigation.

Da sich die wenigsten Menschen von einem Computer operieren lassen wollen, werden wir Ärzte oft von Patienten gefragt, ob wir denn bei dieser Technik überhaupt noch selbst „Hand anlegen", wenn der Computer doch die Arbeit übernimmt. Wenn auch Ihnen beim Lesen schon diese Frage im Kopf herum gegangen ist, kann ich Sie beruhigen. Wir Ärzte operieren! Die Navigation hilft uns dabei.

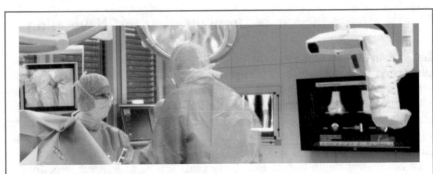

Abb. 20 Operationssaal mit Navigationseinheit

Mit der computergestützten Navigation am Hüftgelenk verhält es sich ähnlich wie mit der GPS-Navigation im Auto. Wenn man von A nach B fahren möchte, dann gibt man dies in das Navigationsgerät ein und es berechnet je nach Voreinstellung die schnellste, kürzeste oder schönste Route. Trotzdem fährt man das Auto aber immer noch selbst, und wenn man vom angezeigten Weg abweicht, kann der Navigationscomputer nicht aktiv eingreifen, er macht jedoch auf Richtungsfehler aufmerksam. Man kann also jederzeit die Route ändern, wenn man aufgrund von Erfahrung und Ortskenntnis der Meinung ist, dass es eine bessere Fahrstrecke gibt.

Gleiches gilt für die Navigation am Hüftgelenk. Die Ärzte operieren, nutzen dabei Ihre gesamte Erfahrung und all ihre Fähigkeiten und können jederzeit von der durch den Computer vorausberechneten Richtung abweichen. Dennoch ist die Technik der Navigation eine große Hilfe und hat zu einer enormen Steigerung der Präzision geführt. Die Erfahrungen zeigen, dass die Hüftprothesen, die mit Hilfe der Navigation implantiert wurden, wesentlich genauer positioniert sind, als die freihand implantierten. Daher hat sich mittlerweile die computerunterstützte Technik auch an vielen Zentren im Rahmen standardisierter Operationsverfahren am Hüftgelenk durchgesetzt. Dennoch gibt es auch hier noch Schwierigkeiten, so dass diese Technik kontinuierlich weiter entwickelt wird.

Im Gegensatz dazu hat sich das Verfahren der robotergestützten Operation als weniger ideal herausgestellt, als in seiner Anfangsphase gedacht. Prinzipiell macht die Idee zwar durchaus Sinn, die Vorbereitung des knöchernen Lagers (also der Öffnung im Knochen, die den Schaft der Prothese aufnimmt) einer hochpräzise arbeitenden Maschine zu überlassen, denn kein Mensch kann so genau arbeiten wie ein Fräseroboter. Leider hat sich aber herausgestellt, dass diese Roboter zwar einerseits sehr genau fräsen können aber andererseits mit Fehlerquellen behaftet sind, so dass sie inzwischen – trotz anfänglicher Euphorie – nicht mehr zum Einsatz kommen. Dies auch deshalb, weil die Vorbereitung für eine roboterunterstützte Operation sehr aufwendig und mit zusätzlichen Risiken vergesellschaftet war, so dass man dieses Feld recht schnell wieder verlassen hat. Allerdings wird weiter auf diesem Gebiet der Medizintechnik geforscht, und möglicherweise werden in Zukunft kleinere Fräsroboter mit der computergestützten Navigation gekoppelt, um die Genauigkeit bei der Platzierung der Prothesen noch weiter erhöhen zu können.

Die Operation ▶ **Ablauf und Dauer**

Bei einem standardisierten Operationsverfahren sind Art und Abfolge der meisten Arbeitsschritte ähnlich oder identisch. Auch wenn es bei der Implantation eines Hüftgelenks Unterschiede gibt, die mit dem jeweils verwendeten Prothesentyp zusammenhängen, ist doch die grundsätzliche Herangehensweise immer dieselbe.

▶ Das gesamte Bein wird vor der Operation rasiert, meistens auch im Schambereich, da an den Haaren durchaus Bakterien haften können.

▶ Die Patienten werden meist auf dem Rücken liegend (seltener auf der Seite liegend) möglichst bequem auf dem OP-Tisch gelagert, da während der Operation kein Lagerungswechsel möglich ist. Spezielle Stützen und Kissen ermöglichen eine bequeme Lage bei der Operation.

▶ Bein und Hüftregion werden nun bis zum Bauchnabel mit Desinfektionsmittel abgewaschen und anschließend mit sterilen Tüchern abgedeckt.

▶ Mit dem ersten etwa 8–18 cm langen Schnitt wird die Haut an der Seite des Hüftgelenks eröffnet. Der Schnitt wird in der Regel so ausgeführt, dass er „an der Hosennaht entlang" verläuft. (Es gibt allerdings auch davon abweichende Schnittführungen, die der Operateur je nach Notwendigkeit anwendet). Mit einem zweiten Schnitt wird dann das Unterhautfettgewebe durchtrennt. Auftretende Blutungen werden sofort gestillt.

▶ Die nun sichtbare kräftige Muskel-Sehnenplatte wird im Faserverlauf eröffnet. Darunter liegt ein Schleimbeutel, der in der Regel entzündet ist und entfernt wird.

▶ Nun wird die am Becken- und am Oberschenkelknochen ansetzende Muskulatur beiseite geschoben und die Gelenkkapsel wird eröffnet. Die meist entzündlich veränderte Schleimhaut in der Gelenkkapsel wird entfernt.

▶ Am Oberschenkelknochen wird der Schenkelhals mit einer Säge durchtrennt und der schadhafte Kopf entfernt.

▶ Die Gelenkpfanne wird freigelegt und dabei wird überschüssiges Kapselgewebe und auch das Labrum entfernt, damit man optimale Sicht auf die Gelenkpfanne hat. Dort wird nach und nach, mit Fräsen aufsteigender Größe, das Pfannenlager kreisrund ausgefräst.

▶ Nun wird dort (meist unter Röntgenkontrolle) zunächst eine Probepfanne platziert. Ist dann die exakte Pfannenposition bestimmt, wird diese wieder entfernt und dann die Originalpfanne festgeschlagen.

▶ Am freigelegten Oberschenkelknochen wird nun der Markraum teilweise ausgehöhlt, also entsprechend der Planung/der Computernavigation mit speziellen Raffeln aufsteigender Größe auf den Schaft vorbereitet. Die letzte Raffel bleibt als Probierprothese im Knochen, deren Position durch eine erneute Röntgenkontrolle noch einmal kontrolliert werden kann. Ist die Position optimal, wird die Raffel entfernt und der Schaft der Originalprothese eingeschlagen.

▶ Nun wird ein Probekopf auf den Schaft gesetzt und die Beinlänge sowie die Beweglichkeit des künstlichen Gelenks kontrolliert. Sofern die Beinlänge passt, die Beweglichkeit gut ist und die Hüfte nicht luxiert (d. h. der Kopf aus der Pfanne springt), wird der Originalkopf auf den Schaft aufgesetzt.

▶ Im weiteren Verlauf wird die Wunde gut gespült und schichtweise wieder vernäht. Eine Drainage wird direkt an die Prothese gelegt und die Gelenkkapsel wird verschlossen. Eine zweite Drainage wird im Unterhautfettgewebe platziert, bevor dies ebenfalls verschlossen wird. Schließlich wird auch der Hautschnitt zugenäht oder geklammert und es wird ein Verband angelegt, der das gesamte Bein umschließt.

▶ Ein abschließendes Röntgenbild dokumentiert den Sitz der Prothese. Dann wird der Patient/die Patientin in den Aufwachraum gebracht.

Abhängig von der Erfahrung des Operateurs und dem Grad der Arthrose beträgt die reine Operationszeit durchschnittlich zwischen 45 und 75 Minuten. Bei schweren Arthrosen kann die Operation durchaus auch 90 Minuten und länger dauern und auch unvorhergesehene Situationen können die Operationszeit deutlich verlängern. Zusätzlich zur reinen Operationszeit addieren sich noch die Vorbereitungen für die Narkose, die in der Regel zwischen 15 und 30 Minuten dauern, sowie die Nachbereitung der Operation mit Verband, Röntgen und Verlegung des Patienten in den Aufwachraum, die mit circa. 30–45 Minuten zu Buche schlagen. Somit summiert sich die Gesamtzeit für eine Operation auf ungefähr 120–160 Minuten.

Nach der Operation ▶ **Die ersten Stunden...**

Von der Operation habe ich nicht viel mitbekommen, da ich während der gesamten Zeit schlief. Irgendwann hörte ich die sanfte Stimme des Narkosearztes, die mich ins Hier und Jetzt zurück holte und mir sagte, dass die Operation erfolgreich verlaufen und nun zu Ende sei. In diesem Moment fielen mir einige Steine vom Herzen. Ich spürte mein operiertes Bein noch gar nicht, merkte aber, dass ich noch im Operationssaal war und dass man mir einen Verband anlegte. Ich sah nur grün gekleidete Menschen, die alle eine Haube und einen Mundschutz trugen. Den Oberarzt, der mich am Abend vorher noch besucht hatte, erkannte ich an seinen blauen Augen. Er kam dann auch zu mir und bestätigte mir den erfolgreichen Ablauf der Operation. Und er sagte mir auch, dass es für das Gelenk wirklich höchste Zeit gewesen sei und die Operation sich sicher gelohnt habe. Bevor man mich samt Tisch, auf dem ich lag, aus dem Operationssaal hinaus zur Schleuse fuhr, wurde mit einem fahrbaren Röntgengerät noch ein Röntgenbild von meinem Hüftgelenk gemacht. Dann nahm mich auf der andren Seite der Schleuse die Stationsschwester in Empfang. Mit Hilfe einer fahrbaren Hebevorrichtung wurde ich ohne Probleme vom OP-Tisch wieder in mein Bett zurücktransportiert und erhielt dort als erstes eine Schiene, in die mein Bein hinein gelegt wurde. Dann wurde eine angenehm warme Decke über mich ausgebreitet und ich wurde in den Aufwachraum geschoben, in dem schon einige andere Patienten lagen. Der Raum bot Platz für ungefähr 15 Betten, aber da die Stellplätze durch Paravents voneinander abgetrennt waren, hatte man doch etwas Privatsphäre. Allerdings herrschte in diesem Raum eine gewisse Geschäftigkeit, da einige Pflegerinnen und Pfleger aus der Anästhesie sich dort um die Patienten kümmerten. Auch mit mir war man gleich beschäftigt, denn ich wurde wieder an ein EKG und an das Blutdruckmessgerät angeschlossen, so dass diese Informationen auf einem Monitor neben meinem Bett abzulesen waren. Es stellte sich ein Pfleger vor, der offensichtlich für mich verantwortlich war. Er fragte mich als erstes, ob ich Schmerzen hätte und bat mich, ihm dies sofort zu sagen, damit er darauf gleich reagieren könnte. Da ich noch keine Schmerzen hatte aber Durst, fragte ich ihn, wann ich wieder trinken könnte. Leider müsse ich darauf noch ungefähr 6 Stunden warten, erkläre er mir und dann bin ich erst einmal wieder eingeschlafen. Als ich aufwachte, war es draußen schon dunkel, aber ich war immer noch im Aufwachraum.

Nun spürte ich ziemlich starke Schmerzen in der Leiste und im Oberschenkel und klingelte nach dem Pfleger. Der kam dann auch sofort und spritzte ein Medikament in den Zugang der Infusion. Das intravenös verabreichte Schmerzmittel wirkte schnell und nach ca. 10 Minuten waren die Schmerzen deutlich zurückgegangen. Dann wurde auch mein Durst mit Tee gelöscht, den ich ohne Probleme trinken konnte. Nachdem ich den Tee gut vertragen hatte, bot mir der Pfleger auch etwas zu essen an, aber ich hatte noch gar keinen Appetit., Später kam dann noch einmal der Oberarzt, der mich operiert hatte zu mir und überprüfte, ob ich mein Bein schon bewegen konnte. Außerdem erklärte er mir erneut, wie die Operation verlaufen sei. Da mein Blutdruck ein wenig verrückt spielte und recht hoch war, wurde mir mehrfach ein Medikament verabreicht, das den Blutdruck ein wenig senkte. Daher erklärte mir der Anästhesist, der auch noch mal nach mir sah, dass es besser wäre, wenn ich die Nacht über im Aufwachraum bliebe. Dort könne man mich besser überwachen und auch schneller auf die Schmerzen reagieren. Ich blieb also dort, erhielt später noch mal ein Schmerzmittel und schlief dann recht gut. Am Morgen wachte ich erholt auf und hatte kaum Schmerzen.

Es ist die Regel, dass auch die Patienten, die (wie im hier beschriebenen Fall) nur eine Teilnarkose oder eine Rückenmarksnarkose erhalten, während der Operation schlafen (siehe hierzu auch Seite 75 f.) und frühestens beim Anlegen des Verbandes wieder allmählich wach werden. Diese Patienten erhalten nämlich zusätzlich ein Schlafmittel, damit sie die (für Laien) befremdliche und auch beängstigende Geräuschkulisse im Operationssaal nicht mitbekommen. Für das Operationsteam hat dies zugleich den Vorteil, dass (aus Angst ausgeführte) reflexartige, unkontrollierte Bewegungen der Patienten in Teilnarkose durch den Schlaf verhindert werden, weil die Patienten während der Operation absolut ruhig liegen müssen, was bei Patienten in Vollnarkose automatisch der Fall ist. Da die Narkose- bzw. Schlafmittel eine gewisse Nachwirkdauer haben, ist es ganz normal, dass die Patienten in den ersten Stunden nach der Operation zwar im Prinzip schon wach aber doch noch nicht „ganz da" sind. Trotzdem werden sie bereits zu Beginn der Aufwachphase angesprochen, denn es ist wichtig, den Patienten in ihrer zunächst noch recht orientierungslosen Verfassung und in fremder Umgebung mitzuteilen, wo sie sich befinden, dass ihre Operation bereits vorüber ist und was in den nächsten Minuten mit ihnen geschieht. Sind alle Nachbereitungen der Operation (Verband, Röntgen) abgeschlossen und die Patienten sind ansprechbar, treten sie ihre Reise vom OP in den Aufwachraum an.

Auch wenn die frisch Operierten in den ersten Stunden nach der Operation die Realität noch nicht vollständig und im Detail wahrnehmen, weil die Narkose- oder Schlafmittel noch nachwirken, ist dieser Zeitabschnitt für die Patienten besonders belastend. Besonders stark ist der Körper dann gefordert, wenn es außerdem parallel bestehende Erkrankungen gibt (z. B. Bluthochdruck, Herzrhythmusstörungen, Zuckerkrankheit), was bei älteren

Patienten häufiger der Fall ist. So werden in der Aufwach-Phase die Herz-Kreislauffunktionen kontinuierlich überprüft. Die Übertragung der Messwerte auf die Kontrollmonitore, verbunden mit entsprechenden optischen und akustischen Signalen ist eine große Hilfe für das Pflegepersonal, weil Unregelmäßigkeiten sofort registriert werden und dadurch ein schnelles Eingreifen möglich ist. Diese kontinuierliche Kontrolle dient also der Sicherheit der Patienten, auch wenn manche von ihnen die „Verkabelung" als etwas befremdlich empfinden. Im Aufwachraum sind die Bedingungen für diese engmaschige Überwachung besonders gut, weil dort die medizintechnische Ausstattung eine andere ist als auf den Patientenzimmern und weil dort in der Regel mit hohem Personaleinsatz gearbeitet wird (eine Pflegerin oder ein Pfleger betreut maximal 3–5 Patienten). So ist dort auch ein schnelles und effektives Reagieren auf Schmerzsituationen möglich, da diese regelmäßig vom Pflegepersonal abgefragt werden und auch die Möglichkeiten der Schmerztherapie im Aufwachraum besser sind als auf der Station. Aus diesen Gründen verbringen die allermeisten Patienten die erste Nacht nach der Operation im Aufwachraum. Bei einigen Patienten kann die Verlegung auf die Station jedoch auch schon einige Stunden nach der Operation erfolgen. Die Entscheidung, wann die Verlegung angebracht ist, treffen die Narkoseärzte. Während ihres Aufenthaltes im Aufwachraum wird der Operateur noch einmal nach seiner Patientin/seinem Patienten sehen und dabei auch über den Verlauf der Operation und eventuelle Besonderheiten informieren. Sofern die Patienten gut zurechtkommen und alles problemlos verläuft, können Sie meist 6 Stunden nach der Operation wieder etwas trinken und, wenn dies gut vertragen wurde, dürfen sie dann auch etwas essen.

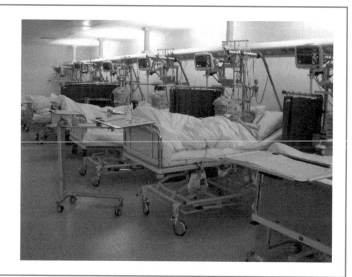

Abb. 21
Aufwachraum

Im Einzelfall kann es notwendig sein, dass die Patientin/der Patient nach der Operation einige Zeit zur Überwachung auf der Intensivstation betreut wird, und zwar dann, wenn schwerwiegende Parallel-Erkrankungen vorliegen. Da sich solche Situationen meist vorher abschätzen lassen, werden die Patienten schon vor der Operation auf diese „Zwischenstation" vorbereitet, damit sie sich in der technikdominierten Umgebung nicht überrascht wieder finden und unnötig ängstigen.

▌ Der erste Besuch

Es gibt Patienten, die sich bereits kurz nach ihrer Operation wieder *fit wie ein Turnschuh* fühlen und so bald als möglich auch Besuch von Verwandten und Freunden haben möchten. Der Zeitpunkt dafür sollte jedoch von Besuchern und Besuchten mit Bedacht gewählt werden und von allzu frühen (auch wohlgemeinten) Besuchen ist aus mehreren Gründen abzuraten.

Da die Implantation eines künstlichen Hüftgelenks eine starke Belastung für den Organismus darstellt, sind die meisten Patienten ohnehin speziell in den ersten Stunden nach der Operation noch schwach und oft von Schmerzen geplagt, so dass sie durch Besuch zusätzlich belastet werden und meist auch gar nicht adäquat auf ihn eingehen können. Engste Angehörige haben natürlich (einzeln) auch bald nach dem Aufwachen der frisch Operierten die Möglichkeit, kurz nach ihnen zu sehen. Dauerbesuche aber verbieten sich zu diesem Zeitpunkt und auch noch innerhalb der ersten Tage. Die Belastung ist einfach zu groß, und die Angehörigen sollten darauf Rücksicht nehmen und stattdessen die Möglichkeit nutzen, sich im Aufwachraum (oder später auf der Station) telefonisch nach dem Befinden der Patientin oder des Patienten zu erkundigen. Sicherlich werden die Besuchsregelungen von Klinik zu Klinik unterschiedlich gehandhabt, meine Empfehlung lautet jedoch: Innerhalb der ersten 4–5 Tage Besuch nur von den engsten Angehörigen. Dies auch deshalb, weil die Besucher nicht nur Blumen und Geschenke mitbringen, sondern als unerwünschte Mitbringsel auch Bakterien von außerhalb, die an ihrer Kleidung haften. Da frisch operierte Patienten in den ersten Tagen nach der Operation noch eine eingeschränkte Körperabwehr haben, ist daher das Risiko groß, dass sie sich auf diese Weise infizieren könnten. Der Freundeskreis sollte sich daher mit Besuchen gedulden und erst dann in die Klink kommen, wenn die Patienten tatsächlich auf den Beinen sind.

▌ Die ersten Bewegungen

„Beweglichkeit kommt von Bewegung" und daher wird mit der physiotherapeutischen Behandlung schon am ersten Tag nach der Operation begonnen. Der Physiotherapie kommt in dieser Phase der Behandlung ein enorm hoher Stellenwert zu, denn während die behandelnden Ärzte nun zwar noch den Fortschritt der Behandlung und das Abheilen der Wunde kontrollieren sind nun die Physiotherapeutinnen und -therapeuten diejenigen, die (unter ärztlicher Aufsicht und nach ärztlicher Anordnung) täglich mit den Patienten daran arbeiten, das Bein und das Hüftgelenk wieder zur Beweglichkeit zurückzubringen. In der ersten Zeit nach der Operation sind dies zunächst kleine, vorsichtige und „geführte" Bewegungen, bei denen die Patienten noch keine Kraft aufbringen müssen, weil das Hüftgelenk von der Therapeutin oder dem Therapeuten gehalten und dosiert bewegt wird. Zweck dieser Früh-Mobilisation ist es, Verklebungen und Narbenbildung der Gelenkkapsel, die zu einer Bewegungseinschränkung führen können, zu verhindern und den Aktionsradius der Patienten so schnell als möglich zu erweitern. Allerdings werden die Therapeuten immer darauf achten, dass keine „verbotenen" Bewegungen gemacht werden (siehe auch Seite 101 ff.). Es besteht nämlich die Gefahr, dass durch eine unbedachte Bewegung das Hüftgelenk luxiert, also der Kopf aus der Pfanne springt. Daher wird anfänglich das operierte Bein meist auch in einer speziellen Schiene gelagert, die das Bein unterstützt. Kritisch – und daher in den ersten 6 Wochen verboten – ist das Anspreizen (Übereinanderschlagen) der Beine und die Außenrotation sowie die Beugung des Hüftgelenks um mehr als 90 Grad.

Im weiteren Verlauf der Behandlung werden die geführten Bewegungen mehr und mehr ergänzt durch aktive Bewegungsübungen und dosierte Kraftübungen, die die Patienten mit Unterstützung der Physiotherapeuten im täglichen Turnus ausführen müssen. Ergänzend dazu können die Patienten mit einfachen Übungen ihr Hüftgelenk selbst trainieren. Dabei sollte darauf geachtet werden, dass alle Übungen *entlang* der Schmerzgrenze ausgeführt werden, auf keinen Fall darüber hinaus. Eine leichte Spannung darf zu spüren sein und auch ein geringer Schmerz, jedoch niemals stechende Schmerzen.

Die ersten Tage ▶ Medikamente und Hilfsmittel

In den ersten Tagen und Wochen nach der Operation sind prinzipiell zwei Medikamente wichtig. Eines gegen Schmerzen und parallel dazu ein weiteres, um eine Beinvenenthrombose zu verhindern. Schmerzen nach einer Operation – speziell nach einer an Gelenken – sind normal, und es ist äußerst selten, dass Patienten danach keine Schmerzen verspüren, denn sie haben einen großen Eingriff hinter sich gebracht und der Wundheilungsprozess dauert seine Zeit. Aber: Sie brauchen vor diesen Schmerzen keine Angst zu haben, denn sie lassen sich gut durch entsprechende Medikamente reduzieren. Vergessen Sie also Ihre Vorbehalte und Sprüche wie: *Ich halte gar nichts von Tabletten* oder: *Ich nehme Schmerzmittel nur dann, wenn es gar nicht mehr anders geht.* Wenn Sie Letzteres tatsächlich in die Tat umsetzen, tun Sie sich keinen Gefallen. Im Gegenteil, Sie schaden sich selbst und gefährden Ihre Therapie. Schmerzmittel sind nach solchen Eingriffen von wichtiger Bedeutung, denn eine gute Schmerzreduktion ist Voraussetzung für die Physiotherapie, mit der bereits kurz nach der Operation begonnen wird. Nur ohne oder mit nur geringen Schmerzen können die Patienten die Beweglichkeit ihres neuen Hüftgelenks vernünftig üben. Mit schlimmen Schmerzen wird das operierte Bein eher geschont und Bewegungen werden vermieden, so dass physiotherapeutische Bemühungen dann schnell an Grenzen stoßen. Fallweise ist es auch so, dass sich an dem Ausmaß der Beweglichkeit, das innerhalb der ersten 2–4 Wochen nach der Operation zurück erlangt wird, nichts mehr ändert. Wenn also in dieser Phase durch Schmerzen die Möglichkeit minimiert wird, dieses Bewegungsausmaß zu erreichen, würde der Erfolg der Operation auf einem (vermeidbar) niedrigen Niveau *hängen bleiben,* und dies wäre schade.

Ein weiterer, sehr wichtiger Aspekt, der für die Einnahme von Schmerzmittel spricht, ist das Schmerzgedächtnis. Wenn Schmerzen nicht adäquat mit Tabletten oder Infusionen behandelt werden, kann es sein, dass sie sich im so genannten Schmerzgedächtnis der Patienten festsetzen und von dort nicht mehr zu eliminieren sind. Die Schmerzen können dann chronisch werden. Dabei spielt das Schmerzgedächtnis eine wichtige Rolle: Die sensiblen Nervenzellen sind genauso lernfähig wie das Großhirn und wenn sie immer wieder Schmerzimpulsen ausgesetzt sind, weil Schmerzen nicht behandelt werden, verändern sie ihre Aktivität. Wenn das geschehen ist, reicht dann schon ein leichter, sensibler Reiz, wie eine Berührung, wie Wärme oder Dehnung aus, um als Schmerz registriert und empfunden zu werden und aus dem akuten Schmerz ist ein chronischer Schmerz geworden. Das bedeutet: Obwohl der eigentliche und ursprüngliche Auslöser fehlt, bleibt der Schmerz. Aus diesem Grund empfehlen einige Schmerzspezialisten, bereits vor der Operation Schmerzmedikamente einzunehmen. Studien dazu belegen, dass dann auch der Schmerz nach der Operation weniger stark auftritt. Sie sollten also auf Schmerzmittel nicht verzichten!

Ärztlich verordnet, individuell abgestimmt auf die Intensität Ihrer Schmerzen, im Zeitverlauf Ihrer Behandlung und deren Notwendigkeiten angepasst, unterstützen Sie damit Ihre Rehabilitation. Eine Einnahmedauer von 4–6 Wochen ist durchaus angemessen. Da allerdings einige dieser Medikamente Ihre Magenschleimhaut angreifen können, sollten Sie sich ergänzend dazu auch ein Präparat verordnen lassen, das den Magen schützt.

Das zweite, wichtige Medikament ist die „Anti-Thrombosespritze", die den Patienten täglich – meist in der Bauch- oder Oberschenkelregion – unter die Haut gespritzt wird. Diese vorbeugende Maßnahme ist sehr wichtig, da nach einer Hüftgelenksimplantation die Patienten ihr Bein in den ersten Tagen nach der Operation nur minimal und für die Dauer von etwa 6 Wochen auch noch nicht vollständig belasten dürfen. Sie sind daher insgesamt weniger „auf den Beinen". Auf diese Weise steigt das Risiko, eine Beinvenen-Thrombose zu erleiden um ein Vielfaches. Am höchsten ist es zwischen dem 6.–12. Tag nach der Operation. Im Zeitverlauf sinkt zwar die Wahrscheinlichkeit, eine Thrombose zu erleiden, allmählich wieder ab, gleichwohl sind die Injektionen für mindestens 2–3 Wochen nötig. Viele Experten empfehlen eine Thromboseprophylaxe für etwa 6 Wochen, die erst dann beendet wird, wenn die Patienten wieder voll im Einsatz sind.

Wie schnell sich durch mangelnde Bewegung eine Beinvenen-Thrombose entwickeln kann, ist in der Öffentlichkeit nicht durch Berichte aus Kliniken bekannt geworden, sondern aufgrund dramatischer Fälle, die sich nach stundenlangem Sitzen auf Langstreckenflügen ereignet haben. Einige Fluggesellschaften haben dies zum Anlass genommen, ihre Passagiere während des Fluges per Videoanimation zu regelmäßigem Aufstehen und zu Gymnastikübungen mit den Füßen anzuregen, um die sogenannte „Fußpumpe" zu unterstützen. Viele Reisende, die oft mit dem Flugzeug unterwegs sind, haben inzwischen auch die Empfehlungen der Mediziner aufgegriffen und tragen auf Langstreckenflügen Anti-Thrombose-Strümpfe. Beides Maßnahmen, die aus dem Klinikalltag abgeschaut sind und auch bei hüftoperierten Patienten standardmäßig angewendet werden. Das Tragen der sehr eng sitzenden (und auch nicht leicht anzuziehenden) Strümpfe ist zwar anfangs etwas gewöhnungsbedürftig, aber in Verbindung mit dem Anti-Thrombosemedikament und einfachen, auch im Bett auszuführenden Übungen mit den Füßen, eine wirklich wichtige vorbeugende Maßnahme.

Meist werden in der ersten Zeit nach der Operation auch regelmäßig Kühlkompressen am Hüftgelenk angewendet. Sie helfen gegen die ersten Schmerzen nach der Operation, weil die punktuelle Kälteeinwirkung die schmerzleitenden Nervenfasern beeinflusst und ähnlich wie eine Lokalanästhesie wirkt sowie Entzündungsreaktionen und Schwellungen lindert.

Weitere wichtige Hilfsmittel für die erste Zeit nach der Operation sind Greifhilfen und Ankleidehilfen. Beide werden vor allem deshalb benötigt (und meist auch ärztlich verordnet), weil die Beugung der Hüfte zunächst nur eingeschränkt erlaubt ist. Das Aufheben eines Gegenstandes vom Boden oder das Anziehen der Strümpfe wäre ohne solche Hilfsmittel sehr problematisch und risikoreich.

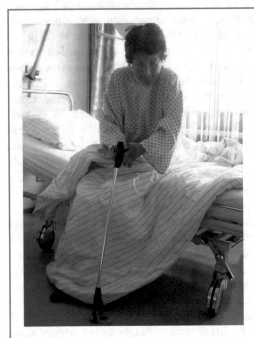

Abb. 22   Greifhilfe

5 Anschlussheilbehandlung

Rehabilitation ► Warum es in der Klinik besser geht

Zum Glück ist es zum aktuellen Zeitpunkt noch so, dass in der Regel die Kosten für eine Anschlussheilbehandlung nach der Implantation eines künstlichen Hüftgelenks von den Krankenkassen übernommen werden. Diese meist drei Wochen dauernde stationäre Behandlung ist äußerst wichtig und ermöglicht den Patientinnen und Patienten eine optimale Vorbereitung auf den Alltag mit ihrem künstlichen Hüftgelenk. In der Regel können die Patienten nach ihrem 7–11 Tage dauernden Operations-Klinikaufenthalt ebene Strecken problemlos gehen und dabei ungefähr eine Distanz von 250–300 Metern zurücklegen. Da mit dem Steigen von Treppen meist erst eine Woche nach der Operation begonnen wird, sind dabei häufig noch Defizite vorhanden. Die Körperpflege ist für die allermeisten Patienten zu diesem Zeitpunkt kein Problem mehr und auch das An- und Ausziehen der Kleidung kann – wenn Ankleidehilfen genutzt werden – bereits ohne sonstige Hilfestellungen bewältigt werden. Trotzdem ist es dem weit überwiegenden Anteil der Patienten in dieser Phase ihrer Behandlung noch nicht möglich, sich zu Hause selbst zu versorgen und gegebenenfalls auch ganz allein zurechtzukommen. Es ist also wichtig und notwendig, dass die Patientinnen und Patienten in der Anschlussheilbehandlung weiter betreut und durch ein intensives Trainingsprogramm hinsichtlich ihrer Mobilität gefördert werden. Dieses beginnt bereits damit, dass die Mahlzeiten in den Reha-Kliniken in der Regel nicht mehr auf das Zimmer gebracht, sondern in einem Speisesaal serviert werden und die Wegstrecke dorthin dreimal pro Tag bewältigt werden muss. Täglich gibt es spezielle, individuell abgestimmte und fachlich betreute Trainingsprogramme und physiotherapeutische Behandlungseinheiten unterschiedlichster Art, so dass die Patientinnen und Patienten die besten Chancen haben (wenn sie diese auch nutzen!) ihre Muskulatur wieder aufzutrainieren und die Beuge- und Streckfähigkeit und auch die Drehbewegungen des Hüftgelenks zu reaktivieren.

Bedauerlicherweise wird von den Patientinnen und Patienten immer öfter der Wunsch geäußert, die Anschlussheilbehandlung doch lieber ambulant absolvieren zu wollen, weil sie lieber nach Hause in ihre gewohnte Umgebung möchten, statt nach dem Operationsaufenthalt in die nächste Klinik zu wechseln. Grundsätzlich ist eine ambulante Reha auch möglich, allerdings müsste dann gewährleistet sein, dass ein festes Programm mit mehrmals täglichen Übungseinheiten für das Hüftgelenk *und* für den ganzen Körper absolviert werden kann und ein komfortabler und sicherer Transfer zur Physiotherapiepraxis täglich (oder gar mehrmals täglich) sichergestellt ist. Da schon allein Letzteres oft schwer umzusetzen ist, besteht das Risiko, dass dann Termine nicht konsequent wahrgenommen werden, was letztlich zu einer Gefährdung des Therapie-Erfolges führt. Ich rate meinen Patienten dazu, sich nicht zu überfordern und sich besser in die Obhut einer Rehaklinik zu begeben. Dort haben sie mehr Ruhe, sind nicht von häuslichen Problemen abgelenkt und können sich voll und ganz auf die Mitarbeit an ihrer Genesung konzentrieren.

Manche Patienten erreichen das Ziel wieder fit für die Bewältigung ihres Alltags zu sein bereits innerhalb eines dreiwöchigen Aufenthaltes in der Rehaklinik. Andere benötigen mehr Zeit und so kann der Aufenthalt dort fallweise auch vier oder fünf Wochen dauern. Allerdings müssen solche Verlängerungen immer vom behandelnden Arzt/der Ärztin in der Rehaklinik bei der Krankenkasse beantragt werden. Einige Patienten benötigen nach dem Reha-Aufenthalt noch weiterhin Physiotherapie, die dann ambulant fortgesetzt wird. Leider ist es jedoch so, dass aufgrund der Budgetierung im Gesundheitswesen und den damit einhergehenden immer knapper werdenden finanziellen Ressourcen von Hausärzten und auch Fachärzten für gesetzlich versicherte Patienten nur noch begrenzt ambulante physiotherapeutische Behandlungseinheiten verschrieben werden können. Daher ist die Selbsthilfe der Patientinnen und Patienten enorm wichtig. Sei es durch konsequentes Training in Eigenregie daheim oder durch die Bereitschaft, die Kosten für einige weitere Behandlungseinheiten eventuell auch selbst zu tragen.

Ein künstliches Gelenk wird implantiert, um Schmerz zu nehmen und Beweglichkeit zu geben. Dazu schafft Ihr behandelnder Arzt mit der Operation die „mechanischen" Voraussetzungen. Durch die Physiotherapie wird die durch die Vorerkrankung und die Operation verloren gegangene Beweglichkeit des Gelenks wieder hergestellt. Physiotherapie ist also für den Heilungsprozess von entscheidender Bedeutung. Gerade in der frühen Phase – unmittelbar nach der Operation – muss die Funktion des Gelenks trainiert werden, da die Wundheilung bereits nach 6 Wochen abgeschlossen ist. In dieser Phase bildet sich jedoch nicht nur die Narbe an der Haut, es bilden sich auch Narben in der Tiefe des Gelenks. Um diese dehnbar und beweglich zu halten, ist speziell in der Frühphase nach der Operation intensive Physiotherapie zwingend notwendig (siehe hierzu auch Seite 91 ff.). Ohne die Physiotherapie und die tägliche Beübung würde das Hüftgelenk schrittweise einsteifen und die Operation und der gesamte Aufwand wären nutzlos vertan.

Nutzen Sie die Chancen, die Ihnen und Ihrem „neuen" Hüftgelenk mit zielgerichteter Physiotherapie gegeben werden.

Physiotherapie ► Methoden

Im folgenden werden die gängigsten phyiotherapeutischen Methoden erklärt, die aus meiner Sicht in der Nachbehandlung nach der Implantation eines künstlichen Hüftgelenks sinnvoll sind. Die hier getroffene Auswahl bedeutet jedoch nicht, dass es nicht auch noch andere hilfreiche Techniken gibt. Auch soll die Reihenfolge, in der die Therapieformen beschrieben werden, nicht als Rangfolge angesehen werden, denn die Physiotherapie nach der Implantation eines künstlichen Hüftgelenks beinhaltet immer mehrere Bausteine, die parallel angewendet zum Behandlungserfolg beitragen. So wie alle anderen Therapieformen auch, wird die Physiotherapie individuell auf die jeweiligen Patienten abgestimmt und so sind auch nicht alle Übungen oder Maßnahmen für jeden Patienten gleichermaßen hilfreich und schmerzlindernd. Ihr Physiotherapeut oder Ihre Therapeutin wird Sie jedoch genau beobachten und befragen und dann sehr bald wissen, welche Behandlungen Ihnen gut tun.

█ Wärme

Wärme kann eine hervorragende schmerzlindernde Wirkung haben und wird vor allem vor der Operation bei der Arthrose des Hüftgelenks angewandt. Sie sollte allerdings nie während eines akuten Entzündungsschubs angewendet werden, da sie dann eher verstärkend wirkt. Wie genau die Linderung der Schmerzen durch die Wärme funktioniert, ist noch nicht in allen Einzelheiten verstanden und geklärt. Allerdings weiß man, dass die Wärme einige Stoffwechselvorgänge anregt, die zu einem schnelleren Heilungsprozess beitragen können. Auch nimmt durch Wärme die Dehnbarkeit der Muskeln und Sehnen zu, so dass die Beweglichkeit des Gelenks gesteigert werden kann und dadurch ein optimales Bewegungtraining ermöglicht wird. Hier ist besonders die feuchte Wärme hilfreich, da sie eine bereits bestehende chronische Muskelspannung vermindern kann. Die Anwendung von Wärme erweitert die Blutgefäße im Gewebe und trägt somit zu einer verbesserten Durchblutung des Gewebes bei. Mit dem Blut werden vor allem Nährstoffe und Sauerstoff, aber auch Abwehrzellen und Antikörper in das Gewebe transportiert, was eine verbesserte Heilung ermöglichen kann. Außerdem können auch Stoffwechselprodukte schneller abtransportiert werden. Nach neuesten Erkenntnissen scheint die Wärme auch schmerzhemmende Nervenfasern positiv zu beeinflussen.

Die Intensität des beschriebenen Effekts ist einerseits abhängig von der angewandten Temperatur und andererseits von der Dauer der Anwendung. Das Temperaturempfinden aufgrund des Wärmereizes ist wiederum davon abhängig, *wie* die Wärme auf den Körper aufgebracht wird. So bestehen unter anderem die Möglichkeiten, heiße Kompressen aufzulegen, eine Wärmelampe auf die betroffene Region zu richten oder die so genannte „Heiße Rolle" anzuwenden, mit der die schmerzhafte Region betupft wird. Die Entscheidung darüber, welche Anwendungsweise die für Sie optimale ist, obliegt Ihrem Arzt oder Physiotherapeuten.

Die Haut wird bereits ab einer Temperatur von 38° Celsius deutlich erwärmt. Wenn tiefer liegenden Schichten erreicht werden sollen, dann sollten allerdings mindestens 40° Celsius angewendet werden. Da diese Temperatur von manchen Patienten schon als schmerzhaft empfunden und daher gemieden wird, wurde die Heiße Rolle entwickelt. Das ist ein feuchtes, sehr hoch erhitztes und zusammengerolltes Frottierhandtuch, mit dessen zusammengerollter Spitze die schmerzende Region betupft wird. Der Vorteil der heißen Rolle besteht darin, dass im Inneren die Hitze relativ konstant bleibt und durch allmähliches Abrollen des Handtuchs eine Wärmebehandlung mit einer kontinuierlich gleich bleibenden Temperatur möglich ist.

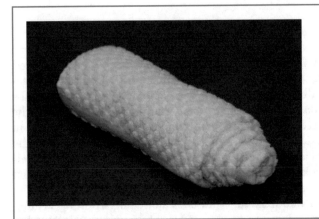

Abb. 23   Heiße Rolle

Diese Therapieform hat sich vor allem in der Nachbehandlung von Operationen bewährt, da das Aufbringen von Wärme auch den Lymphabtransport fördert und somit auch die Schwellung nach einer Operation positiv beeinflussen kann. Außerdem kann die feuchte Wärme – wie oben beschrieben – die Bewegungstherapie günstig beeinflussen, da sie die Gewebe elastisch und dehnbar macht.

▌ Kälte

Die gezielte Anwendung von Kälte bietet einige Vorteile in der Nachbehandlung unmittelbar nach Operationen, denn vor allem in den ersten zwei bis drei Tagen nach einer Operation ist Kälte besonders wirksam. Gegen den ersten Schmerz nach der Operation hilft Kälte sehr gut, weil sie die schmerzleitenden Nervenfasern beeinflusst. Man denke nur an das Eisspray, mit dem die Fußballprofis bereits auf dem Fußballfeld behandelt werden. Die Kälte wird zudem von vielen Patienten als angenehm empfunden, da das operierte Hüftgelenk sich immer etwas wärmer anfühlt und so eine Temperaturausgleich erreicht werden kann. Aber auch später sollte Kälte regelmäßig angewandt werden, denn sie hilft dabei, die meist auftretenden Entzündungsreaktionen und Schwellungen nach einer Operation zu lindern. Es gibt gute Studien, die belegen, dass die Patienten, die nach Operationen mit Kälte behandelt wurden, bedeutend weniger Schmerzen haben und vor allem auch besser schlafen. Auch erhalten diese Patienten ihre Gelenkfunktion schneller zurück, da die Kälteanwendung auch die Bewegungstherapie günstig beeinflusst. In weiteren Studien konnte nachgewiesen werden, dass dieser positive Effekt der Kältebehandlung bis zu drei Wochen nach der Operation anhält, so dass auch die mittelfristige Behandlung mit Kälte sinnvoll erscheint, nicht zuletzt deshalb, weil auf diese Weise schmerzbedingte Bewegungseinschränkungen vermieden werden. In der Regel werden am Hüftgelenk Kühlkompressen angewendet, die zunächst aufgrund ihrer großen Kälte wie eine Lokalanästhesie wirken. Sie sollten alle 10 Minuten für 5 Minuten entfernt werden, weil diese wechselnde Kälteanwendung zu einem starken Anstieg der Durchblutung führt, mit den oben beschriebenen Effekten.

▌ Lymphdrainage

Nach einer Hüftoperation ist der Abfluss der Lymphflüssigkeit in der Regel gestört, so dass eine Schwellung im Bein auftritt, weil sich die Lymphflüssigkeit in das Gewebe eingelagert hat. In der Regel normalisiert sich dieser Prozess innerhalb weniger Tage von alleine. Ist dies nicht der Fall, dann kann unterstützend die Lymphdrainage angewandt werden, eine besondere Massagetechnik, mit der in der Physiotherapie unterschiedlichste physiologische Funktionen des Körpers beeinflusst werden können.

Die Lymphdrainage wird für die Behandlung von Schmerz- und Schwellungszuständen eingesetzt. Schwellungen, so genannte Lymphödeme, entstehen bei der Operation durch Verletzungen von winzigen Blut- und Lymphgefäßen, die ihre Flüssigkeit dann in das Gewebe abgeben anstatt in den Kreislauf. Um die Zirkulation des Flüssigkeitstransportes wieder in Gang zu bringen, wird die Lymphdrainage angewandt. Dabei wird mit pumpenden Griffen die Ödemflüssigkeit in Regionen mit intaktem Lymphabfluss geschoben, so dass die im Gewebe befindliche Flüssigkeit abfließen kann. Dabei muss der Therapeut sehr feinfühlig vorgehen, da zuviel Druck auch eine negative Auswirkung haben kann und das Ödem im schlimmsten Falle sogar vergrößern kann. Richtig ausgeführt, kann diese Massagetechnik jedoch eine Stimulierung des gesamten Lymphsystems bewirken, so dass auch solche Regionen, die vom Massageareal weiter entfernt sind, angeregt werden. Der Lymphkreislauf wird insgesamt in Schwung gebracht und so kann sich die Behandlung des linken Beines dann z. B. positiv auf das rechte Bein auswirken. Das bedeutet, dass bei der Lymphdrainage durchaus auch andere Körperregionen als die betroffenen behandelt werden, um zusätzlich diese Fernwirkung für die Gesamtstimulation auszunutzen.

Zusätzlich zu der stimulierenden Wirkung auf das Lymphsystem wird durch die spezielle Massagetechnik aber auch ein positiver Effekt für die Muskulatur erzielt, die dadurch besser durchblutet wird und schneller regeneriert. Die verbesserte Durchblutung führt vor allem zu einer verbesserten Versorgung des Muskels mit dem lebenswichtigen Sauerstoff und mit Nährstoffen. Ist der Muskel nämlich mit Sauerstoff unterversorgt, dann kann es schnell zu einer Übersäuerung des Muskels kommen, die wir als schmerzhaften „Muskelkater" kennen. Auch diesen Effekt kann also die Lymphdrainage verhindern oder lindern helfen.

▋ Frühmobilisation

Die Physiotherapie sollte bereits am ersten Tag nach der Operation beginnen, um eine rasche Wiederherstellung der Beweglichkeit zu gewährleisten. Zweck dieser frühfunktionellen Mobilisation ist es, Verklebungen und Narbenbildungen des Gelenks, die zu einer Bewegungseinschränkung führen können, zu verhindern. Auch sollen die Schmerzen, die durch die Operation verursacht sind, verringert und der Aktionsradius so schnell als möglich vergrößert werden.

Ein sofortiger Beginn der Behandlung ist wichtig und die Erfahrung hat gezeigt, dass es gewisse Vorteile gibt, wenn man bereits am Tag der Operation mit der Physiotherapie beginnt. Diese so genannte „Fast-track" Behandlung wird bereits seit Jahren in der Bauchchirurgie angewandt und findet langsam auch Einzug in die Nachbehandlung nach orthopädischen Eingriffen. Wichtig ist eine behutsame und zielgerichtete Nachbehandlung, die günstiger ist als ein aggressives Vorgehen und so sollte auf jeden Fall eine Überforderung des Patienten durch zuviel Physiotherapie vermieden werden.

Grundregeln:

► Physiotherapie darf nie ernsthafte Schmerzen verursachen!

► Schmerzen (vor allem stechende) zeigen an, dass das Gelenk überlastet ist!

► Ein leichtes Ziehen oder ein Druckgefühl ist in Ordnung!

► Schmerz niemals stärker als „3", gemessen auf der Skala 1 = kein Schmerz bis 10 = unerträglicher Schmerz!

► Training entlang der Schmerzgrenze, nicht über sie hinaus!

► Aktionsbereich bis zur Schmerzgrenze jeden Tag ein wenig vergrößern!

Zunächst werden die Übungen passiv durchgeführt. Das heißt, dass das Hüftgelenk bewegt wird, mit Hilfe des Physiotherapeuten oder der Therapeutin, während der Patient sich passiv verhält. In der ersten Zeit, ganz kurz nach der Operation, sind dies zunächst kleine und vorsichtige Bewegungen, mit denen erreicht werden soll, die Funktion der Muskeln, Sehnen und Nerven und das Gelenk selbst zu stärken und die Beweglichkeit zu erhöhen. Wenn der Heilungsprozess weiter gut fortschreitet, kann das Hüftgelenk bis an die Schmerzgrenze belastet werden, wobei diese Grenze jeden Tag etwas weiter verlagert werden sollte, bis irgendwann kein Schmerz mehr auftritt. Ein Prinzip, das als „Physiotherapie entlang der Schmerzgrenze" bekannt ist. Zusätzlich dazu werden Übungen durchgeführt, die sich darauf konzentrieren, die Muskeln zu stärken und ihre Stabilität wieder herzustellen. Im weiteren Ablauf wird dann auch das Gehen neu geübt, da sich die Bewegungsabläufe eines künstlichen Hüftgelenks anders anfühlen als beim natürlichen Gelenk. Das spezielle Training von Balance, Stabilität und Zusammenspiel der einzelnen Muskelgruppen ist daher von entscheidender Bedeutung.

▍ Hydrotherapie

Nach Abschluss der Wundheilung, wenn die Fäden oder Klammern entfernt worden sind, kann mit der so genannten Hydrotherapie begonnen werden. Da es sich hierbei um Bewegungsübungen handelt, die im Wasser durchgeführt werden, wird in den Rehaeinrichtungen dafür auch meist der Begriff „Bewegungsbad" verwendet. Der große Vorteil der Hydrotherapie ist, dass durch den Auftrieb des Körpers im Wasser wesentlich weniger Gewicht auf dem Hüftgelenk lastet als auf dem Trockenen und daher viele

Übungen mit enorm reduzierter muskulärer Belastung durchgeführt werden können. Darüber hinaus kann durch warmes Wasser (ca. 32–34° Celsius) zusätzlich eine schmerzlindernde und muskelentspannende Wirkung erzielt werden, die die Übungen erleichtert.

Nach kleineren Eingriffen, z.B. Arthroskopien des Hüftgelenks mit nur kleinen Wunden, kann schon sehr früh mit der Hydrotherapie begonnen werden. Nach der Implantation eines künstlichen Hüftgelenks ist die Wunde jedoch ungleich größer, ebenso wie die Gefahr einer Wundinfektion, die sich im schlimmsten Falle bis zu einer tiefen Infektion des Gelenks ausweiten kann. Daher sollte nach einer Prothesenimplantation mit der Therapie im Wasser erst nach der Wundheilung begonnen werden, um kein unnötiges Risiko einzugehen. Die Wunde sollte vom Nahtmaterial befreit und absolut trocken sein. Dies bedeutet, dass in aller Regel mit der Hydrotherapie erst in der Rehabilitationsklinik begonnen wird, etwa 12–14 Tage nach der Operation.

Zunächst sollte eine kontrollierte Einzeltherapie erfolgen, damit die Patienten lernen, wie man sich im Wasser richtig bewegt. Dabei wird auch auf Ausweichbewegungen geachtet, die auf eine Überlastung hindeuten und in jedem Fall vermieden werden sollten. Später kann dann auch in Gruppen trainiert werden. Besonders wichtig ist das vorsichtige Verhalten am und im Becken, beim Ein- und Aussteigen. Die Gefahr des Ausrutschens auf den Fliesen ist groß und ein Sturz kann den Erfolg der Operation wieder zunichte machen. Daher immer vorsichtig und umsichtig in das Bewegungsbad gehen!

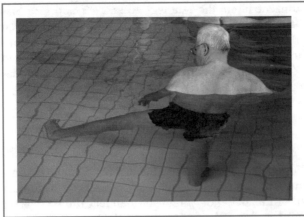

Abb. 24 Einzeltherapie im Bewegungsbad

▌ Manuelle Therapie und Krankengymnastik

Noch einmal zur Erinnerung: Physiotherapie darf nie wehtun!

Bei der Manuellen Therapie bleiben die Patienten passiv, das Gelenk *wird* bewegt, durch gezieltes und unterschiedlich stark dosiertes Ziehen und Schieben. Dadurch können Bewegungseinschränkungen gelöst und Schmerzen gelindert werden (siehe hierzu auch Seite 94).

Bereits nach kurzer Zeit werden die Patienten parallel dazu auch mit Krankengymnastik behandelt. Ziel der Krankengymnastik ist es, ergänzend zum passiven Bewegungsradius auch die aktive Beweglichkeit, Kraft, Ausdauer und Koordination zu reaktivieren und zu steigern. Diese Ziele können nur erreicht werden, wenn die Patienten mithelfen und ihre Übungen täglich durchführen. In der Anfangsphase werden die einzelnen Übungsschritte vom Physiotherapeuten erklärt, und die Patienten erhalten noch Hilfestellungen, bis sie nach einiger Zeit zumindest einen Teil der Übungen selbständig durchführen können. Nur durch das regelmäßige, tägliche Üben kann eine einwandfreie Gelenkfunktion über Jahre gewährleistet werden. Besonders wichtig ist die regelmäßige Krankengymnastik in den ersten Wochen nach der Operation, denn all das, was in dieser Zeit nicht erreicht wird, muss im weiteren Zeitverlauf mühsam erkämpft werden.

Weil das tägliche selbständige Training des Hüftgelenks so überaus wichtig ist, sind in Kapitel 8 „In Bewegung bleiben" einige Übungen illustriert und beschrieben, die Sie mit einfachen Hilfsmitteln zu Hause durchführen können. Ich rate Ihnen sehr dazu, sich täglich die 20 Minuten Zeit zu nehmen, die sie etwa brauchen, um in Ruhe diese Übungen zu machen. So viel Zeit sollte Ihnen das neue Hüftgelenk wert sein, denn schließlich soll es jahrelang halten.

▌ Medizinische Trainingstherapie

Die Medizinische Trainingstherapie besteht aus drei Bausteinen und kommt in der Regel erst in einer späteren Phase der Anschlussheilbehandlung zum Einsatz. Sie ist eine spezielle Weiterentwicklung des Fitnesstrainings, zugeschnitten auf Patienten in der Rehabilitationsphase. Ihr Ziel ist es, durch eine Kombination aus Koordinationstraining, Belastbarkeitstraining und Ausgleichstraining die Patienten wieder fit für den Alltag zu machen. Dazu gehört es, den Bewegungsumfang des Gelenks wieder herzustellen, die Muskulatur des Hüftgelenks schrittweise wieder aufzubauen und die Kraft und Ausdauer wieder zu trainieren.

Das Trainingsprogramm muss zielgerichtet und strukturiert auf das neue Gelenk ausgerichtet sein, ohne das die übrigen Körperregionen außer Acht gelassen werden. Wichtig ist dabei die intensive Betreuung durch den Therapeuten in Rücksprache mit dem behandelnden Arzt. Das Bausteinprinzip ist deswegen sinnvoll, weil die Patienten nur mit Kraft allein wenig anfangen können, denn besonders nach der Implantation eines künstlichen Gelenks hat sich einiges „verschoben" im Bewegungsablauf des Gelenks, so dass ein gezieltes Koordinationstraining wichtig ist. Zu diesem Zweck gibt es eine Vielzahl von Geräten und Übungen, die den Patienten dazu verhelfen, wieder geschmeidige Gelenke und Muskeln sowie gute Reflexe und eine gute Tiefensensibilität zu erreichen.

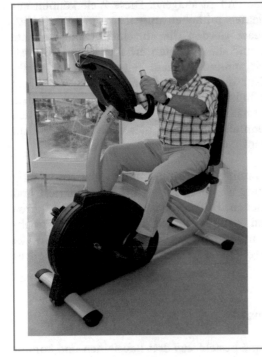

Abb. 25   Patient auf Trainingsgerät

Sobald keine wesentlichen Schmerzen mehr auftreten, können die Patienten mit dem Belastbarkeitstraining beginnen, mit dem eine Kräftigung des Gewebes und eine Zunahme der Belastungsfähigkeit aller Körperregionen erreicht werden soll. Damit nicht nur einseitig das operierte Bein trainiert wird, ist das Ausgleichstraining wichtig. Auch jeder Leistungssportler (z. B. ein Tennisspieler) übt nicht nur seine eigentliche Sportart sondern trainiert auch seine Ausdauer und damit auch eine weitere Sportart (z. B. Joggen, Schwimmen), damit sein Körper insgesamt fit ist und nicht nur sein Schlagarm.

Wenn nach einiger Zeit eine ausreichende Belastbarkeit und bessere Beweglichkeit des Hüftgelenks erreicht wurde, kann das Trainingsprogramm allmählich gesteigert werden und das Trainingsregime ändert sich. Bei sehr aktiven Patienten, die auch sportlich aktiv bleiben möchten, ist es nun sinnvoll, das Trainingsprogramm auf ihre jeweiligen Wunsch-Sportarten auszurichten und den Patienten so eine optimale Ausgangslage für ihre weiteren Aktivitäten mitzugeben. Es ist daher von entscheidender Bedeutung, dass in der Schlussphase der Rehabilitation das weiterführende Trainingsprogramm in Rücksprache mit dem Operateur und behandelnden Arzt und dem Physiotherapeuten individuell zusammengestellt wird. Ein wichtiges Ziel ist es auch, eventuell noch vorhandene Ängste der Patienten hinsichtlich ihrer möglichen „verminderten Belastbarkeit" abzubauen. Nur wenn das gelingt, kann der Alltag für die Patienten wieder beginnen.

6 Die nächsten Wochen

Das geht: ▶ Erlaubtes und Verbotenes im Alltag

Zurück aus der Reha und endlich daheim! Ohne Schmerzen den Alltag meistern zu können ist nun keine Wunschvorstellung mehr, sondern Realität. Viele Bewegungen sind wieder möglich und so ist der Tatendrang bei manchen Patienten schon bald recht groß. ABER VORSICHT! Ein wenig müssen Sie sich schon noch auf Ihre neue Hüfte konzentrieren und die eine oder andere Bewegung vermeiden oder anders ausführen, als sie es ursprünglich gewohnt waren. Ihr neues Hüftgelenk braucht noch einige Zeit, bis es sich wirklich fest mit dem Knochen verbunden hat – besonders dann, wenn es zementfrei implantiert wurde. Denken Sie also in den ersten 4 Wochen nach der Reha auch daheim immer daran, welche Regeln für den Alltag man Ihnen dort vermittelt hat. Damit Ihnen die Erinnerung daran etwas leichter fällt, sind auf den folgenden Seiten die wichtigsten Verhaltensregeln noch einmal zusammengestellt.

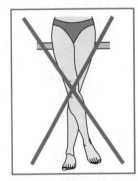

▌ Stehen

Stellen Sie die Beine parallel. Fußspitzen nach vorn.

Achten Sie auf die erlaubte Belastung.

Überkreuzen Sie nicht die Beine!

▌ Gehen

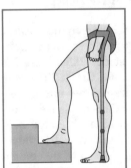

Benutzen Sie beide Unterarmgehstützen.

Achten Sie auf die erlaubte Belastung.

Tragen Sie festes Schuhwerk, keine Schlappen.

Steigern Sie die Länge Ihrer Gehstrecken allmählich.

Ändern Sie nicht abrupt Ihre Gehrichtung.

Laufen Sie auch beim Umkehren Kurven.

Machen Sie keine Drehung über das operierte Bein!

▌ Treppen

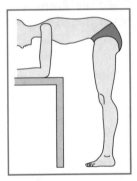

Nutzen Sie immer das Treppengeländer.

Treppe rauf: gesundes Bein geht voran,
Stützen bleiben beim operierten Bein.

Treppe runter: Stützen und operiertes Bein
geht vor, gesundes Bein folgt.

▌ Beugen

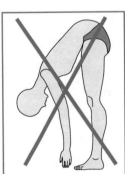

Rumpfbeugung nach vorn nur mit Vorsicht.

Nutzen Sie Greifhilfen zum Aufheben.

Rumpf niemals mehr als 90 Grad beugen!

▌ An- und Ausziehen

Benutzen Sie Ankleidehilfen zum Anziehen
der Strümpfe, lange Schuhlöffel für die Schuhe.

Hose anziehen mit dem operierten Bein zuerst.

▮ Körperpflege

Duschen ist besser und sicherer als Baden.

Benutzen Sie in der Wanne/Dusche eine rutschfeste Unterlage und sichere Haltegriffe.

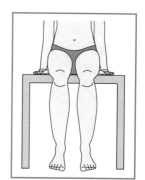

▮ Sitzen

Setzten Sie sich immer kontrolliert hin.

Ihre Fußspitzen zeigen nach vorn, Beine parallel.

Schlagen Sie nicht die Beine übereinander!

Nutzen Sie ein Keilkissen zur Sitzerhöhung und auf der Toilette einen entsprechenden Aufsatz.

Seien Sie beim Aufstehen so kontrolliert wie beim Hinsetzen.

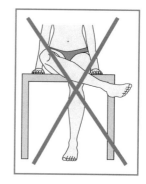

▮ Liegen

Liegen Sie (bis 6 Wochen nach der OP) nur auf dem Rücken.

Schlagen Sie die Beine nicht übereinander!

In Seitenlage dickes Kissen zwischen den Knien, um Übereinanderschlagen der Beine im Schlaf zu verhindern.

Wenn Seitenlage, dann auf dem operierten Bein liegen.

Drehen Sie die Beine nicht nach außen!

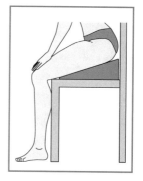

▮ Sex

Sie dürfen wieder!
Aber frühestens 6 Wochen nach der OP!

Genießen Sie, aber mit Vorsicht und Bedacht!

Vermeiden Sie alle vorab beschriebenen verbotenen Bewegungen!

Nutzen Sie Unterstützungs- und Anlehnungsmöglichkeiten.

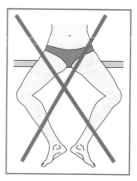

7 Die nächsten Monate und Jahre

Nachuntersuchungen ► Wann und wie oft

Ein künstliches Hüftgelenk ist ein mechanisches Gebilde, das ebenso – wie beispielsweise Ihr Auto – regelmäßig zur „Inspektion" sollte. Dies bedeutet, dass Sie in regelmäßigen Abständen Kontrolluntersuchungen entweder bei Ihrem Orthopäden machen lassen sollten oder bei dem Arzt oder der Ärztin, welche die Implantation durchgeführt hat. Die ersten Check-ups sollten drei Wochen nach der Operation sowie sechs Wochen danach stattfinden. Die nächsten dann sechs Monate sowie zwölf Monate nach der Operation. Im Verlauf der folgenden vier Jahre sollte einmal jährlich das Gelenk untersucht werden. Ist es bereits fünf Jahre implantiert und problemfrei reicht es aus, wenn die nächste Kontrolle zehn Jahre nach der Operation erfolgt.

Es ist nicht nötig, bei jeder dieser Untersuchungen immer ein Röntgenbild anzufertigen. Sofern das Gelenk problemlos funktioniert und keine Schmerzen verursacht, wird in der Regel drei Wochen nach der Operation geröntgt, dann wieder nach einem Jahr und dann erst wieder nach zehn Jahren. Sollte das Gelenk allerdings vor oder bei der Kontrolluntersuchung schmerzhaft sein und dies lässt sich allein durch die Untersuchung nicht klären, wird man auf eine erneute Röntgenuntersuchung nicht verzichten. Tendenziell sollte man ab dem 10ten Jahr nach Implantation wieder jährliche Kontrolluntersuchungen beim Facharzt durchführen lassen, da es ab diesem Zeitpunkt wahrscheinlicher wird, dass die Prothese allmählich beginnt, sich zu lockern. Die Anzeichen dafür wird ein spezialisierter Facharzt rechtzeitig erkennen.

Sport ▶ **Was empfehlenswert ist**

Die Implantation einer Hüftendoprothese dient in erster Linie dazu, Ihnen im Alltag zu Schmerzfreiheit und einer deutlich verbesserten Bewegungs- und Gehfähigkeit zu verhelfen. Dies gibt Ihnen wieder die Möglichkeit, ein aktives Leben zu führen und im Beruf, beim Hobby und beim Sport nicht mehr durch Schmerzen und Beweglichkeitsgrenzen eingeschränkt zu sein. Bei aller Begeisterung für die zurück gewonnene Lebensqualität müssen Sie jedoch immer bedenken, dass das künstliche Gelenk zwar gut funktioniert aber nicht in dem Maße beansprucht werden kann, wie ein natürliches und gesundes Hüftgelenk. Außerdem braucht die Muskulatur, die das Hüftgelenk stabilisiert einige Monate, bis sie nach der Operation wieder vollständig so aufgebaut ist, dass sie dem Gelenk ausreichende Stabilität bietet. Fangen Sie also langsam wieder an mit Ihrem Training und vermeiden Sie Überlastungen. Ein gesundes Gelenk kann auf andauernde Belastungen durch eine allmähliche Verstärkung der Knochen reagieren, das Implantat kann dies nicht. Außerdem kann eine zu starke Beanspruchung der Verbindungsflächen zwischen dem natürlichen, lebenden Gewebe und dem künstlichem Material dazu führen, dass das künstliche Gelenk sich vorzeitig lockert. Im Zweifel kann also weniger mehr sein. Dies bedeutet jedoch auf keinen Fall, dass Sie auf sportliche Betätigung „vorsichtshalber" verzichten sollten. Ganz im Gegenteil! Eine vollständige Entlastung des Gelenks wäre im Ergebnis genauso schädlich wie eine Überlastung.

Grundsätzlich sollte der gesamte Organismus in Schwung bleiben. Die Ergebnisse vieler Untersuchungen zeigen, dass regelmäßig und moderat betriebener Sport positive Auswirkungen auf die Lebensdauer einer Endoprothese hat. Allerdings sollten die Risiken gegenüber den Vorteilen der sportlichen Belastung kritisch abgewogen werden.

Prinzipiell können mit einem künstlichen Hüftgelenk fast alle Sportarten ausgeübt werden. Im Folgenden finden Sie einige Empfehlungen. Wenn Sie sich hinsichtlich Ihrer Wunsch-Sportart dennoch nicht sicher sind, sprechen Sie mit Ihrem Facharzt, der Sie sicher gut beraten kann.

Empfehlenswerte Sportarten...

sind solche, bei denen das Gelenk nicht gestaucht und nicht wesentlich verdreht wird. Hierunter fallen Radfahren, Wandern, Nordic Walking, Schwimmen, Golf und Bogenschießen. Dabei ist immer darauf zu achten, dass man sich langsam an das Pensum früherer Tage herantastet und nicht direkt die Strecke plant, die man zuletzt vor 10 Jahren absolvieren konnte! Manche Patienten haben Sorge, dass sie mit dem Fahrrad stürzen könnten, weil sie lange nicht mehr gefahren sind. Dann bietet es sich an, einen Heimtrainer anzuschaffen, mit dem man täglich ca. 20 Minuten trainiert, denn das hält das Hüftgelenk in Bewegung. Beim Schwimmen ist es empfehlenswert entweder Rückenkraul zu schwimmen oder beim Brustschwimmen den Beinschlag vom Kraulschwimmen zu verwenden, also mit den Beinen zu „paddeln“. Das reduziert die Belastung der Hüftgelenke und Bandstrukturen. Eine oder zwei Schwimmeinheiten à 20–30 Minuten pro Woche sind sinnvoll. Eine ebenfalls hüftfreundliche Sportart ist Ski-Langlauf, wobei dies nur dann empfehlenswert ist, wenn bereits vor der Operation sicher auf dem Ski gestanden wurde, denn Stürze sind ein Risiko für das neue Hüftgelenk.

Bedingt empfehlenswerte Sportarten...

sind Tennis und auch Tischtennis. Allerdings sollte darauf geachtet werden, dass nicht zu viel gelaufen wird und auch schnelle Richtungswechsel nicht zu häufig vorkommen, da beides das Hüftgelenk besonders belastet. Gleiches gilt für den Tanzsport, denn auch dabei wirken hohe Drehkräfte auf das künstliche Hüftgelenk ein. Fechten gehört ebenso zu den nur bedingt sinnvollen Sportarten, weil dabei Stoß-/Stauchbelastungen nicht zu vermeiden sind und auch bei diesem Sport Rotationskräfte eine Rolle spielen.

Nicht empfehlenswerte Sportarten...

sind Joggen, Badminton, Squash, alpin Skifahren und alle Ballsportarten, die mit erhöhtem Körperkontakt einhergehen (Fuß-, Hand-, Basketball), denn alle diese Sportarten sind wegen der typischen und nicht vermeidbaren Stauch- Stoß- und Drehbelastungen ein hohes Risiko für den künstlichen Gelenkersatz. Auch ist hier eine erhöhte Verletzungsgefahr gegeben.

Insgesamt sollte das Hüftgelenk mit Bedacht genutzt und eine Überlastung vermieden werden. Wenn es nach dem Sport schmerzt, dann war es ihm zu viel!

8 In Bewegung bleiben

Übungen für die Hüfte ► Muskulatur und Stabilität verbessern

Wenn Sie die Implantation Ihres neuen Hüftgelenks gut überstanden und in der Anschlussheilbehandlung die Beweglichkeit Ihres Hüftgelenks zurück gewonnen haben, sollten Sie alles daran setzen, diesen Status der Stabilität und Beweglichkeit auch zu erhalten. Ein künstliches Hüftgelenk ist ein mechanisches Gerät und es bedarf konsequenter Pflege und Kontrolle. Deswegen vergleiche ich es gerne mit einem Auto. Die meisten von uns kümmern sich um ihr Auto, waschen es regelmäßig, erneuern Bremsen und Reifen und fahren zumindest regelmäßig zum TÜV. Schließlich wollen wir ein funktionierendes und sicheres Auto. Und was hat das mit dem künstlichen Hüftgelenk zu tun? Nun, auch dieses will konsequent und regelmäßig gepflegt sein, wenn es lange halten und funktionieren soll. Und was für das Auto der regelmäßige Check-up, ist für das Hüftgelenk das regelmäßige tägliche Training. Nur durch wohl dosiertes und tägliches Training der Hüftmuskulatur können Sie ein stabiles Muskelkorsett für Ihr künstliche Hüftgelenk aufbauen, und je besser die Muskulatur um das Hüftgelenk trainiert ist, umso geringer ist die Belastung für die mechanischen Anteile des Gelenks. In der Anschlussheilbehandlung lernen alle Patienten auch solche Übungen, die mit einfachen Mitteln selbständig zu Hause durchgeführt werden können. Eine kleine Auswahl solcher Übungen finden sie auf den folgenden Seiten und zwar speziell solche, die der Kräftigung Ihrer hüftführenden Muskulatur dienen und zur Optimierung der Stabilität Ihres des Hüftgelenks beitragen.

Achten Sie bei all diesen Übungen darauf, dass Sie die Bewegungen bewusst, kontrolliert und langsam ausführen und kontrolliert und regelmäßig atmen. Machen Sie die Übungen wenn möglich vor einem großen Spiegel, denn dies fördert Ihre Aufmerksamkeit und die Koordination Ihrer Bewegungen. Ganz wichtig ist: Diese Übungen dürfen keine Schmerzen verursachen (siehe hierzu auch Seite 95). Ein leichtes Ziehen in den jeweils beübten Muskelgruppen dürfen sie tolerieren, mehr aber auch nicht!

Mindestens fünf dieser Übungen sollten sie zweimal täglich durchführen. Die Abfolge und Kombination können Sie variieren. 15–20 Minuten Zeit wird es Sie insgesamt kosten. Ihre zurück gewonnene Beweglichkeit ohne Schmerzen sollte es Ihnen wert sein.

Übung 1 kräftigt die vordere und hintere Oberschenkelmuskulatur sowie die Gesäßmuskulatur

▶ Auf einem weichen Handtuch oder einer Gymnastikmatte auf dem Rücken liegen.

▶ Gesäßmuskulatur anspannen und die Kniekehle gegen die Unterlage pressen.

▶ Fußspitzen hochziehen und die Spannung ca. 5 Sekunden halten.

Diese Übung kann 10-mal wiederholt werden!

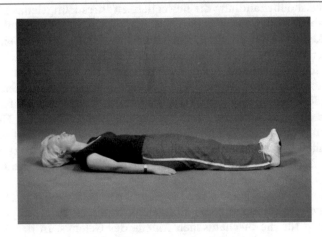

Abb. 26

Übung 2 kräftigt vor allem die vordere Oberschenkelmuskulatur,
den großen Hüftbeugemuskel und die vordere Unterschenkelmuskulatur

▶ Auf einem weichen Handtuch oder einer Gymnastikmatte
auf dem Rücken liegen.

▶ Das gestreckte Bein ca. 20–30 cm anheben und die Fußspitze heranziehen. In dieser Position ca. 3 Sekunden verharren und das Bein
wieder absenken.

▶ Anschließend die gleiche Übung mit der Gegenseite durchführen.

Diese Übung kann 10-mal wiederholt werden!

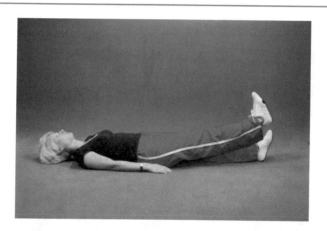

Abb. 27

Übung 3 kräftigt vor allem den großen Hüftbeugemuskel aber auch die vordere Oberschenkelmuskulatur

► Auf einem weichen Handtuch oder einer Gymnastikmatte auf dem Rücken liegen.

► Ein Bein um ca. 60 Grad anbeugen und das andere Bein gestreckt auf den Boden legen. Mit einer Hand mit größter Kraft gegen das gebeugte Knie drücken.

► Circa 5 Sekunden die Spannung halten, während das Bein weiter gebeugt bleibt.

► Anschließend die Gegenseite trainieren.

Diese Übung kann 10-mal wiederholt werden!

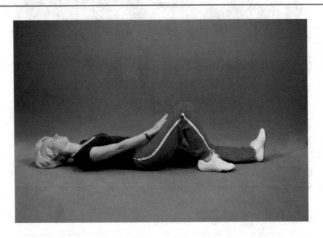

Abb. 28

Übung 4 trainiert die Gesäßmuskulatur und die seitliche Oberschenkelmuskulatur

► Auf einem weichen Handtuch oder einer Gymnastikmatte
  auf der Seite liegen.

► Das oben liegende Bein so weit wie möglich anheben.

► In dieser maximalen Abspreizposition das Bein ca. 5 Sekunden halten.

Diese Übung kann 10-mal pro Bein wiederholt werden.

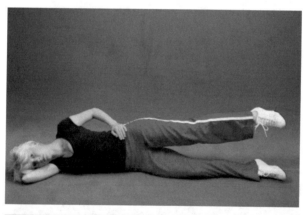

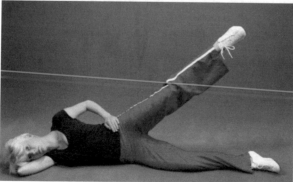

Abb. 29

Übung 5 trainiert die Gesäßmuskulatur und die hintere Oberschenkel-muskulatur. Außerdem wird damit die Muskulatur gelockert

▶ Auf einem weichen Handtuch oder einer Gymnastikmatte auf dem Bauch liegen.

▶ Die Beine abwechselnd im Kniegelenk anbeugen.

Übung kann rhythmisch und in zügigem Tempo ca. 20-mal pro Seite wiederholt werden.

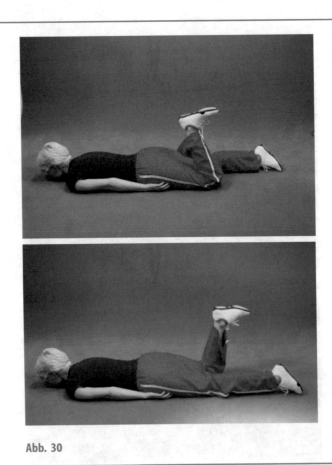

Abb. 30

Übung 6 trainiert die hintere Oberschenkelmuskulatur
und vor allem die drei Gesäßmuskeln.
Außerdem wird damit das Überstrecken des Hüftgelenks trainiert

▶ Auf einem weichen Handtuch oder einer Gymnastikmatte
mit gestreckten Beinen auf dem Bauch liegen.

▶ Ein Bein von der Unterlage abheben und dabei des Becken fest
auf den Boden pressen.

▶ Spannung ca. 5 Sekunden halten
und anschließend die andere Seite trainieren.

Diese Übung kann 10-mal pro Bein wiederholt werden.

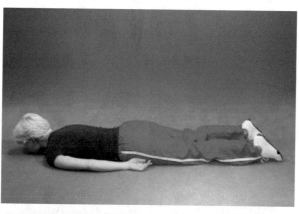

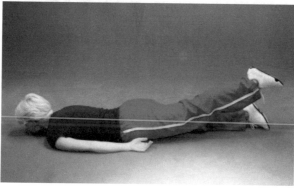

Abb. 31

Übung 7 trainiert die vordere Oberschenkel- und Unterschenkel-muskulatur

Sollten bei dieser Übung stechende Schmerzen im Kniegelenk oder an der Kniescheibe auftreten, bitte einen Arzt aufsuchen!

► Aufrecht auf einem Stuhl sitzen.

► Die Fußspitzen heranziehen und das Kniegelenk strecken.

► In der gestreckten Position das Bein ca. 5 Sekunden halten. Dann langsam wieder beugen und absetzen.

Diese Übung kann 10-mal pro Bein wiederholt werden.

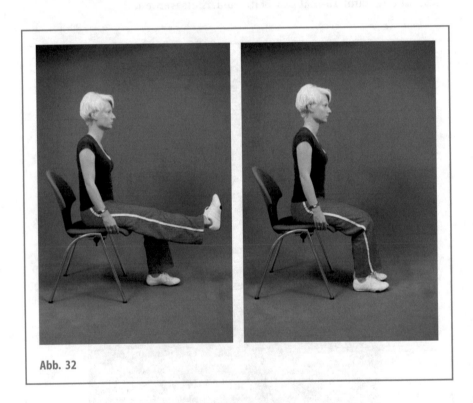

Abb. 32

Übung 8 trainiert fast alle Muskelgruppen des Oberschenkels und ist gut für die Koordination des Hüftgelenks

Diese Übung erst ca. 6–8 Wochen nach der OP machen!

► Auf einem weichen Handtuch oder einer Gymnastikmatte auf dem Rücken liegen.

► Beide Beine liegen ausgestreckt nebeneinander. Ein Bein ca. 10 cm vom Boden anheben und so weit es geht zur Seite abspreizen.

► Ohne das Bein abzulegen wieder zum anderen Bein zurückbewegen, dann ablegen.

► Anschließend das andere Bein trainieren.

Die Übung kann 5-mal pro Bein wiederholt werden!

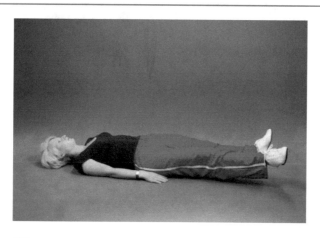

Abb. 33

Übung 9 trainiert und dehnt vor allem die Beugefähigkeit des Hüftgelenks

Diese Übung erst ca. 6–8 Wochen nach der OP machen!

▶ Auf einem weichen Handtuch oder einer Gymnastikmatte auf dem Rücken liegen.

▶ Ein Bein maximal anbeugen, mit beiden Händen das Knie umfassen und versuchen, das Hüftgelenk weiter zu beugen während das Knie weiter zum Oberkörper gezogen wird.

▶ Spannung 5 Sekunden halten und dann mit der Gegenseite wiederholen.

Die Übung kann 5- bis 10-mal pro Bein wiederholt werden!

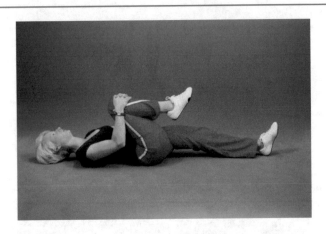

Abb. 34

9 Das künstliche Hüftgelenk: Kurz und knapp

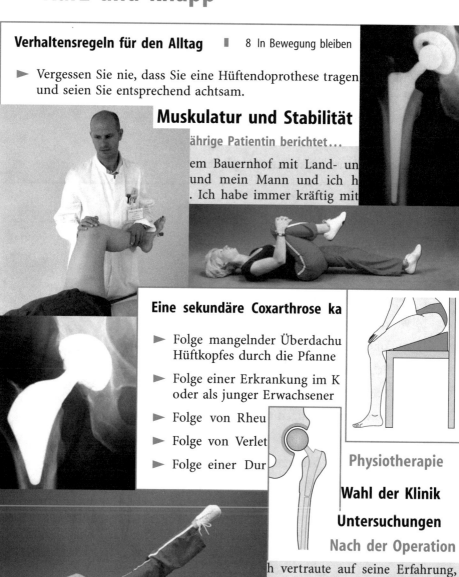

Verhaltensregeln für den Alltag ▌ 8 In Bewegung bleiben

► Vergessen Sie nie, dass Sie eine Hüftendoprothese tragen und seien Sie entsprechend achtsam.

Muskulatur und Stabilität

ährige Patientin berichtet...

em Bauernhof mit Land- un
und mein Mann und ich h
. Ich habe immer kräftig mit

Eine sekundäre Coxarthrose ka

► Folge mangelnder Überdachu
Hüftkopfes durch die Pfanne

► Folge einer Erkrankung im K
oder als junger Erwachsener

► Folge von Rheu

► Folge von Verlet

► Folge einer Dur

Physiotherapie

Wahl der Klinik

Untersuchungen

Nach der Operation

h vertraute auf seine Erfahrung,
zen und bereits 6 Wochen nach
r gut ohne Krücken laufen. Ins-
Erfolg der Operation aber auch
päden, die mir bei meiner Ent-

Vor der Operation...

▶ Ausführlich beraten lassen

▶ Mit der Krankenkasse sprechen

▶ Spezialisierte OP-Klinik auswählen

▶ Vorausschauend Termine vereinbaren

▶ Häusliche Versorgung sicherstellen

▶ Körper und Hüftgelenk auf Operation vorbereiten

▶ Voruntersuchungen absolvieren

▶ Reha-Klinik auswählen (Krankenkasse!)

▶ Ambulante Physiotherapie planen

In der Klinik...

▶ Fragen stellen, bis alles verstanden ist

▶ Empfehlungen abwägen

▶ Hüfte beobachten

▶ Über Schmerzen und Befindlichkeiten berichten

▶ Schmerzen NICHT tapfer aushalten

▶ Schmerzmittel nehmen

▶ Bewegungsübungen nach Anleitung durchführen

▶ Der Tragfähigkeit des künstlichen Gelenks vertrauen

▶ Laufen und belasten, NICHT schonen

In der Reha-Klinik...

► Hüftgelenk beobachten. Veränderungen registrieren

► Verordnete Behandlungseinheiten absolvieren

► Aktiv mitarbeiten

► Überlastungen vermeiden

► Von Schmerzreaktionen immer berichten

► Individuell unterschiedliche Genesungsdauer akzeptieren

Die Zeit danach...

► Weiterhin selbständig TÄGLICH Bewegungsübungen

► Zunächst noch „verbotene Bewegungen" beachten

► Sich der Endoprothese im Körper immer bewusst sein

► Trotzdem ein bewegtes Leben leben

► Nachuntersuchungen gewissenhaft einhalten

► Gewicht halten oder weiter reduzieren

► Bewegen, bewegen, bewegen

10 Anhang

Übersetzung medizinischer Fachbegriffe

A

Anteversion
Maßangabe mit der die Drehung des Oberschenkelhalses und des -kopfes nach vorne in Bezug zur Achse des Oberschenkelknochens definiert wird, sowie die Öffnung der Gelenkpfanne nach vorne. (Im besten Fall 10–15°)

Antiphlogistika
Entzündungs- und meist auch schmerzhemmende Medikamente.

Arthritis
Gelenkentzündung. In der Regel eine Entzündung der Gelenkschleimhaut, die auf Arthrose zurückzuführen ist. Selten auch eine Entzündung, die aufgrund von Bakterien im Gelenk hervorgerufen wird.

Arthrose
Abnutzungserscheinung an Gelenken, bei der sich (meist altersbedingt), die Knorpelfläche der Knochen in den Gelenken zunächst ausdünnt und anschließend abreibt. Dies führt in der Folge zu den typischen Arthroseschmerzen im Gelenk.

Arthrosis deformans
Weit fortgeschrittenes Stadium der Arthrose, bei der die Knorpelschicht in der Regel schon vollständig aufgebraucht ist und der darunter liegende Knochen bereits Unregelmäßigkeiten und Stufenbildungen aufweist.

Arthroskopie
Betrachtung des Gelenkinnenraumes mit Hilfe einer speziellen Kamera – dem Arthroskop – an die ein Monitor angeschlossen ist. Gleichbedeutend mit Gelenkspiegelung. Das Arthroskop wird unter Narkose in das zu untersuchende Gelenk über ca. 1 cm lange Hautschnitte eingeführt. Somit lassen sich alle Gelenkanteile des Hüftgelenks vorsichtig untersuchen. Dieses Verfahren war ursprünglich nur gedacht eine Diagnose zu stellen. Mittlerweile lassen sich viele Operationen am Hüftgelenk über die Arthroskopie durchführen. Hierzu zählen, Operationen am Labrum, Knorpelbehandlungen und weitere. Zu diesem Zweck werden über weitere kleine Hautschnitte spezielle Instrumente in das Gelenk eingeführt, die ein vorsichtiges Operieren im Gelenk ermöglichen.

Atrophie
Schwund und Rückbildung eines Muskels (oder Organs). In der Regel zurückzuführen auf eine unzureichende Versorgung, Benutzung bzw. mangelndes Training.

Axiale Kompression

Das senkrechte Aufeinanderpressen von Oberschenkel und Unterschenkel. Dieser Vorgang tritt z. B. beim Hüpfen auf und ist eine ungünstige Belastung für das Gelenk. Bei Arthrose ist dies oft mit Schmerzen verbunden.

B

Bursa

Schleimbeutel.

Bursitis

Schleimbeutelentzündung.

C

Coxarthrose

Arthrose des Hüftgelenks.

D

Drainage

Nach der Operation und nachdem das Hüftgelenk wieder verschlossen worden ist, wird es aus kleinen Blutgefäßen noch etwas nachbluten. Um einen großen Bluterguss im Hüftgelenk zu vermeiden, werden bei der Operation zwei dünne Entlastungs-Schläuche in das Hüftgelenk eingelegt, die mit kleinen Flaschen verbunden sind, in die das Blut und auch Gewebswasser abfließen kann. Diese Schläuche werden in der Regel nach zwei Tagen entfernt.

Deformität

Eine Deformität ist die Abweichung von der „Norm" einer bestimmten Form, die der Orthopäde als Normalfall ansieht. Bezogen auf das Hüftgelenk handelt es sich meistens um eine ungünstige Überdachung des Hüftkopfes durch die Pfanne.

Dysplasie

Ähnlich wie Deformität. Eine Dysplasie ist eine angeborene Fehlbildung, beim Hüftgelenk ist dies eine Hüftreifungstörung im frühen Säuglingsalter, die eine ungünstige Überdachung des Hüftgelenks bewirkt, was im Erwachsenenalter zu einer verfrühten Arthrose des Hüftgelenks führt.

elektiv

Im Gegensatz zu Notfalloperationen, die unverzüglich innerhalb kürzester Zeit durchgeführt werden müssen, eine Operation, die man planen kann. Das Einsetzen einer Hüftgelenksprothese ist ein solcher Eingriff.

EKG

Abkürzung für Elektrokardiogramm. Bei dieser Untersuchung werden die Herzströme gemessen und in einer Kurve aufgezeichnet. Zu diesem Zweck werden spezielle Aufkleber (Elektroden) über dem Herz aufgeklebt und mit einem Kabel an ein EKG-Gerät angeschlossen. Die Herzströme werden anschließend gemessen und von dem Gerät aufgezeichnet. Anhand dieser Aufzeichnungen können die Ärzte ablesen, ob ein Herzfehler (z.B. Herzrhytmusstörungen) vorliegt.

Endoprothese

Ersatzstück, welches im Rahmen einer Operation in den Körper, z.B. in das Hüftgelenk, eingesetzt wird. Mittlerweile für eine Vielzahl von Gelenken erhältlich. Obwohl fachlich nicht exakt, werden solche Ersatzstücke in der Umgangssprache auch einfach nur *Prothese* genannt.

Femur

Oberschenkelknochen.

Gleitpaarung

Bezeichnet die Materialkombination der Anteile des künstlichen Hüftgelenks, die aufeinander gleiten: Kopf aus Metall, Gelenkpfanne aus Polyethylen → Metall-Polyethylen Gleitpaarung. Kopf aus Keramik, Gelenkpfanne aus Polyethylen → Keramik-Polyethylen Gleitpaarung.

Hybridtechnik

Bezeichnet hier ein Verfahren, bei dem ein Teil einer Endoprothese zementiert, das andere zementfrei implantiert wird.

Hydrotherapie

Physiotherapie im Bewegungsbad („Wassertherapie").

Implantation
Implantation bedeutet Einbau/Einbringen eines künstlichen Gelenks.

Inklination
Bezeichnet den Winkel, den die künstliche Gelenkpfanne in Bezug zur horizontalen Beckenebene einnimmt. Im besten Fall ist dieser ca. 45°.

Iontophorese
Ein elektrotherapeutisches Verfahren (synonym: Elektrophorese, Ionentherapie) bei der durch Anwendung von galvanischem Strom Medikamente durch die Haut in den Körper geschleust werden.

Kernspintomografie
Bildgebendes Verfahren, das ohne die Verwendung von Röntgenstrahlen auskommt und somit besonders schonend ist. Es werden mit Hilfe von Magnetwellen die Moleküle und Atome der einzelnen Gewebe auf unterschiedliche Weise angeregt. Bei der Rückkehr in den Normalzustand senden diese Impulse aus, die von einem Computer in unterschiedlichen Graustufen dargestellt werden können. Auf diese Weise lassen sich vor allem die Weichteilstrukturen, wie Muskeln, Sehen, Kapsel, Knorpel, Bänder besonders genau darstellen. Die Knochenstruktur wird ebenfalls abgebildet, jedoch nicht so gut wie auf einem normalen Röntgenbild. Vorteil dieser Technik ist, dass Längs- und Querschnittsbilder der untersuchten Körperregion angefertigt werden können. Dadurch können Rückschlüsse auf die dreidimensionalen Zusammenhänge gezogen werden.

Klinische Untersuchung
Untersuchung des Patienten durch Betrachten, Betasten, Bewegen.

Knochenzement
Als Knochenzement bezeichnet man eine Form von Klebstoff, der die Prothese fest mit dem Knochen verbindet. Er wird während der Operation angerührt aus einem flüssigen und einem pulverisierten Anteil (daher Knochenzement) und muss dann innerhalb von wenigen Minuten verarbeitet werden. Bereits nach 15 Minuten ist er vollständig ausgehärtet und fixiert die Endoprothese fest am Knochen.

Knochenlager
Als Knochenlager bezeichnet man den freiliegenden weichen Knochen nachdem die Sägeschnitte ausgeführt worden sind. Er dient als Verankerungszone für die Endoprothese.

Konservative Therapie
Behandlung von Erkrankungen durch den Einsatz von Medikamenten, physikalischer Maßnahmen und Physiotherapie, ohne Operation.

Labrum
Faserknorpellippe, die die knöcherne Gelenkpfanne vergrößert und zu einer besseren Lastverteilung beiträgt. Kann (wie ein Meniskus im Kniegelenk) einreißen. Oft von Verletzungen speziell beim Sportler betroffen.

Läsion
Schädigung, Verletzung (z. B. von Gelenkknorpel).

Lokalanästhetikum
Medikament zur Betäubung von Schmerzen, das direkt in Schmerzregionen, also auch in Gelenke, injiziert wird.

Luxation
Wenn der neue Hüftkopf aus der neuen Gelenkpfanne springt. Damit ist die Funktion des künstlichen Hüftgelenks aufgehoben. Der Kopf muss wieder „reponiert" d.h. in die Pfanne zurückgebracht werden. Eine Luxation kann entstehen bei zu früher Beugung über 90 Grad oder bei zu frühem Übereinanderschlagen der Beine.

Lymphödem
Schwellung eines Körperteils bedingt durch eine Störung des Abtransportes von Lymphflüssigkeit (Gewebswasser). Die Lymphe wird in sehr kleinen Lymphbahnen transportiert, die bei der Operation am Hüftgelenk oft teilweise zerstört werden. Daher kann die Lymphe nicht ausreichend aus dem Bein in den Körper zurücktransportiert werden. Auch mangelnde Bewegung (z.B. nach einer Operation) kann dazu führen, dass es zu einem Lymphödem kommt.

Manuelle Therapie
Eine Behandlung, bei der der Physiotherapeut durch gezielten Zug am betroffenen Gelenk, sowie durch schiebende Gegeneinanderbewegung der Gelenkflächen versucht, Bewegungseinschränkungen der Gelenke zu lösen, um eine Linderung der Schmerzen zu erreichen.

minimal-invasiv
Operationsmethode, bei der nur sehr kleine Einschnitte in die Haut und das darunter liegende Gewebe erforderlich sind. Meist können dadurch die Weichteile sehr gut geschont werden, die Narben sind kleiner und die Rehabilitation ist schneller.

MRT
s. Kernspintomografie. Abkürzung für Magnet-Resonanz-Tomografie.

Methylmetacrylat
Knochenzement, der zur Fixierung der Hüftendoprothese am Knochen verwendet wird.

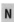

N

Navigation
Unter Navigation in der Hüftendoprothetik versteht man im Prinzip das gleiche wie bei einem Auto: Im Operationssaal steht ein Computergerät, das an eine Infrarotkamera angeschlossen ist. Zu Beginn der Operation werden die knöchernen Verhältnisse des jeweiligen Patienten von der Kamera erfasst. Der Computer kann anschließend die optimale Lage der Prothese berechnen und zeigt sie dem Orthopäden an (vgl. der Routenplanung im Auto). Dieser kann diesem Vorschlag folgen, oder wenn Änderungen nach seiner Erfahrung notwenig sind, diese ausführen. Das Navigationssystem wird ihn dabei unterstützen. Dies bedeutet, dass ähnlich wie beim Auto, der Operateur selbst operiert (der Fahrer führt auch selber sein Fahrzeug) und der Computer nur unterstützt und keinen Schritt selbständig ausführt.

O

Originalprothese
Die Originalprothese ist die Endoprothese, die letztlich implantiert wird. Die Größe richtet sich nach der Planung vor der Operation und weiterer Größenbestimmungen während der Operation mit den sog. Probierprothesen.

Osteoporose
Bezeichnung für die Minderung der Knochenqualität und -stabilität durch Verlust von Knochensubstanz. Der Knochen erscheint im Röntgen durchsichtiger und hat eine verminderte Stabilität.

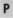

P

Palpation
Untersuchungsmethode, bei der durch Betasten des erkrankten Gelenks Veränderungen aufgespürt werden sollen.

Posttraumatisch
Bezeichnet den Zustand nach einem Unfall (Trauma), z.B. nach einem Knochenbruch mit Verletzung des Hüftgelenks.

Probierprothese
Unter Probierprothese versteht man Platzhalter aus Metall und Plastik, die während der Operation in das Gelenk eingebracht werden. Sie dienen dem Operateur dazu, die definitive Größe festzulegen. Außerdem wird damit überprüft, ob das Hüftgelenk stabil ist und genug Bewegung zulässt.

Prophylaxe
Vorbeugung, Vorsorge. Die Thromboseprophylaxe dient zum Beispiel dazu, eine Thrombose zu verhindern.

Prothese
Künstlicher Ersatz für Körper-oder Organteile, hergestellt aus körperfremden Material. Der Begriff wird in der Umgangssprache häufig als Synonym für Endoprothese gebraucht.

R

Referenzsterne
Als Referenzstern werden die Markierungen bezeichnet, die am Becken- und Oberschenkelknochen angebracht werden müssen, damit das Navigationssystem die knöchernen Verhältnisse und die optimale Lage der Prothese bestimmen kann.

Rekonstruktion
Wiederherstellende Operation nach Verletzung (Risse, Brüche, etc.). Der Eingriff kann arthroskopisch (Labrum) oder offen (Knochenbruch) erfolgen.

Rehabilitation
Phase der Erholung nach einer Operation. Meist verbunden mit Physiotherapie.

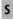

S

Sonografie
Untersuchungsverfahren, bei dem mittels Ultraschallwellen insbesondere Veränderungen in den Weichteilen (Muskeln, Sehnen) dargestellt werden können. Keine Anwendung von Röntgenstrahlen, auch in der Bewegung anwendbar.

Standardisierte Operation
Die Implantation eines künstlichen Hüftgelenks ist eine standardisierte Operation, weil sie in der Regel immer gleich abläuft. Ähnlich den Piloten eines Flugzeugs arbeitet der Operateur eine „Checkliste" in einer bestimmten Reihenfolge ab.

Synovektomie
Operative Entfernung der Gelenkschleimhaut bei Vorliegen einer Entzündung.

Synovitis
Entzündung der Gelenkschleimhaut.

Synovialflüssigkeit
Gelenkflüssigkeit (Gelenkschmiere).

TENS
Abkürzung für die „Transkutane Elektrische Nervenstimulation", die zur Behandlung von Schmerzzuständen eingesetzt wird. Bei diesem elektrotherapeutischen Verfahren wirken niederfrequente Impuls- und Gleichströme über kleine Hautkontakte direkt auf die schmerzende Region ein.

Traumatisch
durch eine Verletzung entstanden.

Ultraschall
s. Sonografie.

valgisch
Im Bereich der Hüfte bedeutet ein valgischer Schenkelhalswinkel, dass dieser größer als normal ist, d.h. der Schenkelhals und der Kopf sehr steil auf dem Oberschenkelknochen stehen.

varisch
Im Bereich der Hüfte bedeutet ein varischer Schenkelhalswinkel, dass dieser kleiner als normal ist, d.h. der Schenkelhals und der Kopf sehr flach auf dem Oberschenkelknochen stehen.

Zugang
Als Zugang wird das Eröffnen des Hüftgelenks bezeichnet. D.h. das Durchtrennen der Haut, des Unterhautgewebes und das Eröffnen der darunter befindlichen Gelenkkapsel.

Der Autor

Priv.-Doz. Dr. med. CHRISTIAN LÜRING, ist verheiratet und lebt in Regensburg. Seine Arbeitsschwerpunkte als Orthopäde und Oberarzt sind arthroskopische Operationen und der Gelenkersatz an Knie- und Hüftgelenk. Darüber hinaus lehrt er als Privatdozent. Seit 2001 an der orthopädischen Klinik der Universität in Regensburg tätig, hat er dort unter deren Direktor Professor GRIFKA kontinuierlich zum Ausbau der Klinik als Gelenkzentrum beigetragen, wozu u. a. die Entwicklung des Computernavigationsgerätes sowie spezieller Weichteiltechniken gehörten. Er publizierte viele international anerkannte Forschungsarbeiten, die zum Verständnis der navigierten Endoprothetik beigetragen haben. Seine Forschungsarbeiten mündeten in der Habilitation, die er 2006 abschloss. Insgesamt hat Dr. LÜRING über 60 Publikationen in nationalen und internationalen Fachzeitschriften veröffentlicht. Seine Ausbildung komplettierte er durch Weiterbildungen an Gelenkzentren, u. a. in der Schweiz und Südafrika und auf Forschungsreisen in Europa, Saudi-Arabien und den Vereinigten Staaten. Er ist Gutachter für mehrere internationale Fachzeitschriften und verantwortlicher Editor der Fachzeitschrift *Central European Journal of Medicine*. Im Bereich Knie- und Hüftendoprothetik ist er (auf nationaler und internationaler Ebene in Kooperation mit der Navigationsfirma BrainLAB® und der Prothesenfirma DePuy) als Ausbilder für Orthopäden tätig. Er ist Mitglied der Deutschen Gesellschaft für Orthopädie und Unfallchirurgie (DGOOC), der Deutschen Gesellschaft für Unfallchirurgie (DGU), des Arbeitskreises Navigation der DGOOC und der Arbeitsgemeinschaft rechnergestütztes Operieren der DGU. Sein Credo ist, dass nur ein aufgeklärter Patient erfolgreich behandelt werden kann. Diese Einstellung führte auch zu dem zusammen mit Karin Kühlwetter verfassten Ratgeber „Künstliche Kniegelenke – Wege aus dem Schmerz" (Steinkopff Verlag, 2008).

Die Mitarbeiterin

KARIN KÜHLWETTER M. A., lebt in der Nähe von Darmstadt.
Sie ist freie Autorin und befasst sich, ausgehend von einem Forschungsprojekt der TU Darmstadt zur ärztlichen Fortbildung, seit 1992 mit der Vermittlung und Präsentation medizinischer Themen. Sie kennt als mehrfach operierte Patientin Symptome und Therapien von Gelenkerkrankungen aus eigenem Erleben und sorgte als Medizindidaktikerin und Germanistin – wie bereits beim Ratgeber „Künstliche Kniegelenke – Wege aus dem Schmerz" – für eine praxisbezogene Struktur des vorliegenden Buches und eine patientengerechte Sprache, fernab von medizinischem „Fachchinesisch". Das erfolgreiche Konzept des von Frau KÜHLWETTER mitverfassten Ratgebers Schulter-Schluss – Aktiv gegen den Schulterschmerz (Steinkopff Verlag, 2007) leistete dabei wertvolle Hilfe.

Verzeichnis der Abbildungen

Copyright Firma DePuy

Abb. 1, Abb. 2, Abb. 11, Abb. 12 a, b, Abb. 13, Abb. 14

Christian Lüring

Abb. 3–10, Abb. 12 c, Abb. 15–34, Übersicht Seite 58, 59,
Titelfoto und Portraitfoto Umschlagrückseite

Karin Kühlwetter

Grafiken Seite 41, 44, 47, 51, 55, 102, 103,
Portraitfoto Umschlagrückseite

Danke

Allen PATIENTEN, die mir detailliert ihre Krankheitsgeschichten erzählt haben, die in dieses Buch eingeflossen sind.

Frau Dr. med. GERTRUD VOLKERT mit der ich bereits das Buch „Künstliche Kniegelenke" herausgegeben habe und die auch noch die Weichen für diesen Ratgeber gestellt hat. Frau PETRA ELSTER für das Vertrauen in das Projekt, das professionelle Lektorat, die gute Zusammenarbeit und die rasche Umsetzung.

Frau KARIN KÜHLWETTER. Sie ist meine Dolmetscherin: vom *Fachchinesisch* auf *Patientenverständlich*. Trotz größter Bemühungen meinerseits, die teils sehr komplizierten Zusammenhänge einer Hüftendoprothesenimplantation in allgemeinverständlichem Deutsch zu formulieren, hat sie maßgeblichen Anteil daran, dass der Ratgeber in dieser Form vorliegt.

Meiner Frau, Dr. med. SONJA LÜRING, die mir stets liebevoll und mit höchstem Verständnis für meine zeitraubenden Ideen und Projekte beiseite steht und trotz aller zeitlicher Belastung auch unseren zweiten Sohn JOHAN DAVID gesund zur Welt gebracht hat.

CHRISTIAN LÜRING

Sachverzeichnis

Printing and Binding: Stürtz GmbH, Würzburg

Printed in the United States
By Bookmasters